Monthly Book

Medical Rehabilitation

集企画にあたって………

……といわれた高木憲次先生が活躍された大正から昭和後期以前は，四肢……にも対して，主に四肢体幹の変形に着目されていた．その後，変形だけではなく，その原因に目が向けられるようになった．そして，原因の一つである痙縮に対して，内服薬，リハビリテーションアプローチ，整形外科手術に加えて，現在はボツリヌス治療，髄腔内バクロフェン治療，選択的後根切断術，末梢神経縮小術，深部脳刺激など様々な治療法が開発され標準化されてきた．

痙縮は日常生活動作の障害となる一方で，患者は日常生活においてこれを利用している面もあるため，すべての痙縮を完全に排除すれば良いというものではないことは多くの医療者は知っている．どの痙縮をどの程度下げれば患者が最良のパフォーマンスができるか，さらに小児では，痙縮や痙縮治療が身体の成長や将来のパフォーマンスに与える影響まで考慮しなければならない．このため，侵襲的で非可逆的な治療法になるほど治療選択が重要となる．また，それぞれの治療法は対象年齢，疾患，効果の持続性，痙縮部位の選択性などが異なるために，お互いに対立するものではなく，組み合わせることが必要である．しかし，現場の医療者は，すべての治療法に対する知識があるわけではなく，すべての治療をできるわけではないため，自分の知り得る治療の範囲内で治療戦略を立てる傾向にある．

この"痙縮の治療戦略"の特集では，まず"各治療に関する知識を持つ"ことを目的に，それぞれのエキスパートの先生に執筆していただいた．現場の医療者が幅広い知識を持ち，患者にとってベターな治療の可能性に気付き，そして適切と思われる治療を行う，あるいは，その治療ができる施設に紹介できるようになればこの特集の目的は達せられたと思う．

本特集では，痙縮に焦点を絞り治療法ごとに執筆していただいたため，複数の治療法をどのように組み合わせて痙縮のある患者のパフォーマンスを向上させるかという治療戦略には，深くは踏み込めていない．また，痙縮治療と痙縮治療以外の治療との組み合わせについても多くを触れることができていない．以上のような幅広い治療を踏まえて，痙縮を含めた病態に対して治療戦略が策定され，標準化されるようになればすべての患者にとってさらに朗報となるであろう．

最後に余談ではあるが，痙縮の治療・コントロールと言うとき，一般的に筋緊張が高い状態を適度に低下させることを指している．一方，筋緊張が低下した状態に対する積極的な治療法はいまだに進んでいない．将来，"低筋緊張に対する治療"という特集が組めるように医療が進歩することを願っている．

2021 年 4 月
柴田　徹

Key Words Index

Writers File

ライターズファイル（50音順）

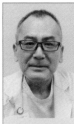

安里　隆
（あさと　たかし）

1984年	大阪大学医学部卒
同年	沖縄県立中部病院にて初期研修，その後整形外科研修
1994年	東海大学医学部リハビリテーション科にてリハビリテーション医学研修
2006年	沖縄県立南部医療センター・こども医療センター　リハビリテーション科，部長

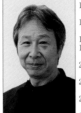

柴田　徹
（しばた　とおる）

1984年	大阪大学卒業
	同大学整形外科入局
1987年	香川医科大学整形外科，助手
1991～92年	香港大学留学
1996年	大阪府立母子保健総合医療センター整形外科
2000年	ボバース記念病院小児整形外科，部長
2006年	森之宮病院小児整形外科，部長・副院長
2018年	ボバース記念病院，副院長
2020年	兵庫県立障害児者リハビリテーションセンター，センター長

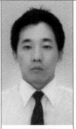

原　貴敏
（はら　たかとし）

2009年	岩手医科大学医学部卒業
2011年	東京慈恵会医科大学リハビリテーション医学講座入局
	同大学附属第三病院，助教
2012年	同大学附属病院，助教
2013年	京都大原記念病院
2014年	東京慈恵会医科大学附属病院，助教
2017年	同大学附属第三病院，助教
2018年	Western university Schulich School of Medicine &Dentistry Parkwood Institute Research fellowship
2020年	東京通信病院

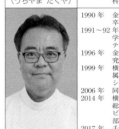

内山卓也
（うちやま　たくや）

1989年	近畿大学医学部卒業
	同大学医学部脳神経外科入局
1995年	同大学医学部大学院卒
1995～97年	フランス　パリ第12大学アンリーモンドール病院留学
1997年	近畿大学医学部脳神経外科，助手
1999年	同，講師
2006年	同大学医学部奈良病院脳神経外科，講師
2009年	同大学医学部脳神経外科，講師
2014年	同大学医学部堺病院脳神経外科，講師・科長
2018年	同大学医学部脳神経外科，講師

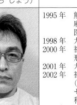

竹内　翔
（たけうち　しょう）

2014年	慶應義塾大学卒業
2016年	同大学リハビリテーション医学教室
2017年	国立病院機構村山医療センターリハビリテーション科
2019年	関西医科大学くずは病院リハビリテーション科
2020年	同大学附属病院リハビリテーション科

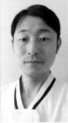

吹上謙一
（ふきあげ　けんいち）

1998年	京都大学医学部卒業
	同大学医学部附属病院整形外科
1999年	田附興風会北野病院整形外科
2001年	神戸市立中央市民病院整形外科
2004年	京都大学再生医科学研究所大学院
2008年	水野記念病院小児整形外科
2013年	滋賀県立小児保健医療センター小児整形外科
2018年	ボバース記念病院小児整形外科

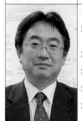

菊地尚久
（きくち　なおひさ）

1990年	金沢大学医学部医学科卒業
1991～92年	カリフォルニア大学デービス校リハビリテーション研究所留学
1996年	金沢大学大学院医学研究科修了
1999年	横浜市立大学医学部附属病院リハビリテーション科，助手
2006年	同，准教授
2014年	横浜市立大学附属市民総合医療センターリハビリテーション科・部，部長・准教授
2017年	千葉県千葉リハビリテーションセンター，副センター長
2020年	同，センター長

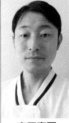

武田真幸
（たけた　まゆき）

1995年	熊本大学卒業
	麻生飯塚病院臨床研修医
1998年	九州大学整形外科入局
2000年	福岡市立こども病院整形外科
2001年	九州大学整形外科
2002年	福岡県立糟屋新光園（現：福岡県こども療育センター新光園）整形外科
2008年	佐賀整肢学園こども発達医療センター整形外科

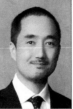

吉田真司
（よしだ　しんじ）

2000年	医療法人清恵会清恵会第二医療専門学院理学療法士科卒業
	社会福祉法人愛徳福祉会南大阪療育園リハビリテーション部
2005年	社会福祉法人沖縄肢体不自由児協会沖縄整肢療護園リハビリテーション部
2011年	社会医療法人大道会森之宮病院リハビリテーション部
2013年～	アジア小児ボバース講習会講師会議（ABPIA）基礎講習会インストラクター
2016年	同，主任
2018年	社会医療法人大道会ボバース記念病院リハビリテーション部，主任

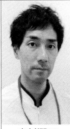

久保　仁
（くぼ　じん）

1995年	獨協医科大学卒業
	同大学神経内科入局
2000年	大学院修了
	脳血管研究所美原記念病院神経内科
2002年	獨協医科大学病院神経内科
2004年	総合南東北病院神経内科，科長
2017年	南東北第二病院神経内科，科長
2020年	国際医療福祉大学市川病院リハビリテーション科，部長・病院准教授
2021年	同大学医学部リハビリテーション医学，講師

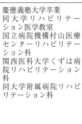

中村潤二
（なかむら　じゅんじ）

2007年	畿央大学健康科学部理学療法学科卒業
	西大和リハビリテーション病院リハビリテーション部
2015年	畿央大学大学院健康科学研究科博士後期課程修了
2016年	同大学大学院健康科学研究科，客員研究員
2018年	西大和リハビリテーション病院リハビリテーション部，主任

前付　3

Contents

痙縮の治療戦略

編集企画／兵庫県立障害児者リハビリテーションセンター
センター長　柴田　徹

Monthly Book

MEDICAL REHABILITATION No. 261/2021.5 目次

編集主幹／宮野佐年　水間正澄

読んでいただきたい文献紹介

　痙縮，固縮，ジストニアなどの病態を，臨床現場では"筋緊張が高い"と表現して必ずしも明確に使い分けていない．また，一人の患者が複数の病態を併せ持っていることも多い．Jethwa ら[1]は，この高緊張の病態を鑑別する簡便な方法として Hypertonia Assessment Tool(HAT)を開発した．その方法は Appendix1 に書かれており日常臨床でも簡単に使える．痙縮および痙縮を持つ患者の多角的な評価，治療計画，実施のサイクルは一つの職種だけでは行えない．金城[2]は自院および関連施設との多職種チームアプローチの実際について述べている．脳卒中治療ガイドライン 2015[3]では，脳卒中治療として痙縮に対するリハビリテーションのエビデンスが示されている．今回の特集で取り上げられなかった治療や，痙縮コントロールを目的としていないが結果的に痙縮を軽減する治療についても触れられている．現在 2021 年版も編集中である．股関節周囲筋の痙縮により二次的に股関節脱臼が発症するならば，早期よりボツリヌス治療と装具療法を行うことで脱臼を予防できるかについて，Willoughby ら[4]は長期にわたってランダム化比較試験を行った．基礎的でややマニアックではあるが，Campenhout ら[5]は，ボツリヌス治療で比較的良く施注する内転筋やハムストリングスにおける運動終板の局在を調べている．さらに彼らはその結果をもとに，運動終板に施注したほうが痙縮減弱効果が強かったと報告している[6]．

1) Jethwa A, et al：Development of the hypertonia assessment tool(HAT)：a discriminative tool for hypertonia in children. *Dev Med Child Neurol*, 52：e83-e87, 2010. Doi：10.1111/j.1469-8749.2009.3483.x
2) 金城　健：小児脳性麻痺の痙縮治療戦略─多職種チームアプローチの必要性．総合リハ，48(7)：643-650, 2020.
3) 日本脳卒中学会脳卒中ガイドライン委員会(編集)：痙縮に対するリハビリテーション．脳卒中治療ガイドライン 2015，pp. 295-298，協和企画，2015.
4) Willoughby K, et al：The impact of botulinum toxin A and abduction bracing on long-term hip development in children with cerebral palsy. *Dev Med Child Neurol*, 54：743-747, 2012.
5) Campenhout AV, et al：Localization of the motor endplate zone in human skeletal muscle of the lower limb：anatomical guidelines for injection with botulinum toxin. *Dev Med Child Neurol*, 53：108-119, 2011.
6) Campenhout AV, et al：Motor endplate-targeted botulinum toxin injections of the gracillis muscle in children with cerebral palsy. *Dev Med Child Neurol*, 57：476-483, 2015.

（柴田　徹）

MB Med Reha **No.261**：**1-8**, 2021

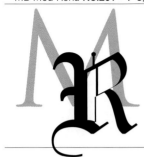

特集／痙縮の治療戦略

痙縮の病態と評価

竹内　翔[*1]　長谷公隆[*2]

Abstract　痙縮は，定義・病態いずれも不明瞭な点が多く，様々な仮説が立てられてきた．定義として緊張性伸張反射の亢進とするものと相動性伸張反射の亢進とするものなどがある．上位運動ニューロン症候群の陽性徴候の一つで，関節運動の速度依存性に亢進する特徴がある．病態として伸張反射の閾値が低くなることで起こり，そのメカニズムとして脊髄下行路である網様体脊髄路や前庭脊髄路による調整異常などが考えられている．α-γ連関の異常も考えられてきたが，最近は否定されてきている．痙縮の評価は modified Ashworth Scale が広く使用されている．他の臨床的な指標や電気生理学的な手法にも言及する．
　ジストニアは大脳基底核の異常により起こる骨格筋の持続がやや長く続く運動障害である．ミオトニアはチャネルの異常が病態に寄与している筋活動電位の過剰な反復発生である．

Key words　痙縮(spasticity)，伸張反射(stretch reflex)，modified Ashworth scale，ジストニア(dystonia)，ミオトニア(myotonia)

痙縮の定義

　痙縮は上位運動ニューロン症候群の陽性徴候の一つであるが，実際には痙縮の言葉の定義は狭義から広義にわたる．広く知られている 1980 年のLance の定義では，「腱反射亢進を伴う緊張性伸張反射の速度依存性亢進を特徴とする運動障害」とされる[1]．「腱反射亢進(exaggerated tendon jerks)」という言葉は，最も知れ渡ってしまった誤称とされる[2]．腱はハンマーで叩く部位にすぎず，腱への刺激によって筋が伸び，筋紡錘が引っ張られることで反射が開始される[3]．「緊張性伸張反射の速度依存性亢進(by a velocity-dependent increase in tonic stretch reflexes(muscle tone))」としての筋緊張は，検者が関節を受動的に動かし，感じる抵抗によって評価される．ゆっくりとした受動運動では抵抗は少なく，速度が速くなる

と抵抗が大きくなる．健常人でも筋の伸張の速度が相当速ければ生ずる．しかし上位運動ニューロン症候群では，緊張性伸張反射が生じる閾値が低くなり，伸張速度を増加させることでさらに抵抗が強くなることが特徴である[4]．

　後に，Lance は痙縮について「緊張性伸張反射の速度依存性亢進」が主，「腱反射亢進」が副であると考えている[5]．例えばパーキンソン病では腱反射は亢進しないが，緊張性伸張反射が亢進するとしている[6]．しかし Kottke は，痙縮は相動性伸張反射の亢進であり，固縮が緊張性伸張反射の亢進と述べている[7][8]．また Nathan の定義では，伸張反射が低閾値で，腱反射が亢進し，クローヌスが起こりやすい状態をいう[9]．

　一方で広義な定義では，上位運動ニューロン症候群の陽性徴候のいずれもが「痙縮」と表現されることもある[4]．上位運動ニューロン症候群におけ

[*1] Sho TAKEUCHI, 〒 573-1191 大阪府枚方市新町 2-3-1　関西医科大学リハビリテーション医学講座，助教
[*2] Kimitaka HASE, 同，主任教授

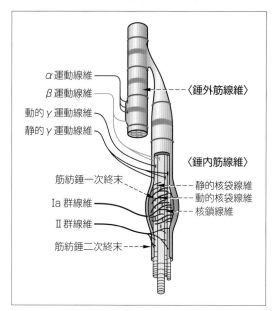

図 1.
筋紡錘の構造
筋紡錘は筋の長さとその変化の速さを検出する受容器である．6〜8 mm の細長い紡錘形の構造をしており，錘内筋線維・感覚神経線維・運動神経線維から構成されている．筋紡錘の両端は錘外筋線維に付着している．筋紡錘の感覚神経支配は，錘内筋線維に終始する I a 群線維と II 群線維がある．一方で運動線維として γ 運動線維と β 運動線維が錘内筋を支配しているが，ほとんどが γ 運動線維である．筋紡錘が付着している錘外筋は α 運動線維が支配している．

る運動障害は，主に 3 つに分けて考えることができる．陽性徴候，陰性徴候，非神経性の変化である．陽性徴候として，(狭義の)痙縮，屈筋反射の亢進，痙性姿勢異常，病的共同運動，病的同時収縮が挙げられる．これらいずれもが，(広義の)痙縮と表現されることがある．陰性徴候には，巧緻性の低下，筋力低下・麻痺がある．筋の不動のために，筋硬直，拘縮，線維化，萎縮が起こり，非神経性の変化として筋の粘弾性が増加する[4]．

痙縮の病態

痙縮の病態について考える際，その病態が完全に解明されていないことを念頭に置く必要がある．ここでは脊髄反射や伸張反射の神経生理機構を示したうえで，Nathan の定義[9]に沿って説明する．

1．脊髄反射

筋・関節・皮膚の各種受容器からの感覚は，神経内の電気の信号(インパルス)として脊髄に入る．それが脊髄の神経機構を介して，様々な筋の運動ニューロンを促通もしくは抑制する．これを脊髄反射という．

2．γ 運動線維

筋紡錘には 2〜12 本の錘内筋線維があり，錘内筋線維は核袋線維と核鎖線維の 2 種類がある．核袋線維はさらに動的核袋線維と静的核袋線維に分

けられる．錘内筋線維に終始する感覚神経である I a 群線維と II 群線維のうち，I a 群線維は核袋線維と核鎖線維の両方に終止し，その終末は一次終末という．II 群線維は主に核鎖線維に終止し，その終末は二次終末という．筋が一定の速度で伸張すると一次終末と二次終末いずれも発射する．これを静的反応と呼び，このとき筋の長さの情報が伝えられる．一方，筋を一過性に伸張すると主に一次終末が発射する．これを動的反応と呼び，このとき筋長の変化する速さの情報が伝えられる(図1)．

γ 運動線維は，動的 γ 運動線維と静的 γ 運動線維に分けられる．動的 γ 運動線維は動的核袋線維に終止し，筋紡錘の動的反応を調節する．静的 γ 運動線維は静的核袋線維と核鎖線維に終止し，筋紡錘の静的反応を調節する．運動の種類，つまり座位・立位・歩行・走る・さらに激しい運動などその種類に応じて，どちらの γ 運動線維が興奮するかは異なる[10]．

3．伸張反射

骨格筋において筋紡錘は筋の長さをモニターする．筋肉が伸展されると，筋紡錘から I a 群線維が発火し，後根神経節を中継して，先ほど伸展された筋(同名筋)を支配する α 運動ニューロンに興奮を及ぼす．こうして同名筋が収縮することとなり，筋長は一定に維持される．これを伸張反射という(図2)．

筋の伸張時には，核袋線維と核鎖線維の両方に終止している一次終末が発射して，動的反応が起こる．また動的核袋線維に終止する動的γ運動線維が動的反応を調節する．このときに起こるのが相動性伸張反射である．

筋の伸張が維持されている際には，一次終末と二次終末が両方発射して，静的反応が起こる．また静的核袋線維と核鎖線維に終止する静的γ運動線維が静的反応を調節する．このときに起こるのが緊張性伸張反射である．

4．痙縮のメカニズム

伸張反射が低閾値となるメカニズムとして，筋紡錘からの入力は正常であるが反射回路の制御に支障をきたしていること（下行性ニューロンのインバランス）と，そもそも筋紡錘から脊髄に過剰な入力がなされていること（α-γ連関の異常）が考えられてきた[11)12)]．現時点では，後者は微小神経電図の結果から否定的とされ，前者のメカニズムが考えられているが，両者について解説する[13)]．

1）下行性ニューロンのインバランス

痙縮は錐体路の障害とされる一方で，純粋な錐体路の障害では痙縮が生じないことが報告されている[1)]．脊髄下行路には錐体路，つまり皮質脊髄路以外に皮質-網様体-脊髄路や皮質-赤核-脊髄路，前庭脊髄路などがあり，このうち網様体脊髄路や前庭脊髄路が脊髄の伸張反射を調整することで痙縮に関与していると考えられる．

橋網様体由来の網様体脊髄路は伸張反射に対して興奮性に，延髄網様体由来の網様体脊髄路は伸張反射に対して抑制性に出力を送る．前庭脊髄路には，外側前庭脊髄路と内側前庭脊髄路がある．外側前庭脊髄路はすべて興奮性で，同側の頚髄・胸髄・腰髄に終わる．内側前庭脊髄路は興奮性と抑制性があり，両側性に下行してほぼ頚髄で終わる．このような経路が痙縮にかかわるとされている．

2）α-γ連関（図3）

運動指令はα運動ニューロンにも錘内筋を支配するγ運動ニューロンにも伝達される．γ運動線

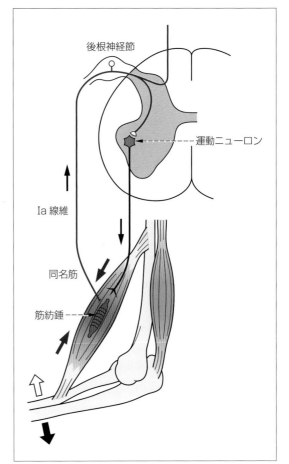

図2．伸張反射

脊髄は灰白質と白質に分けられる．灰白質にはニューロン（神経細胞）が存在する．筋肉が伸展されると，筋紡錘からIa群線維が発火し，後根神経節を中継して，先ほど伸展された筋（同名筋）を支配するα運動ニューロンに興奮を及ぼす．こうして同名筋が収縮する．

維はα運動線維よりも伝導速度がはるかに遅い．速度の速いα運動ニューロンによって筋肉は収縮する．遅れてきたγ運動ニューロンからの運動指令は筋紡錘の錘内筋線維を収縮させ，その収縮がIa群線維に伝わり同名筋を支配するα運動ニューロンに興奮を及ぼす．つまり伸張反射と同じ経路を辿ることになる．そうすることで，筋肉が収縮した状態でも，筋紡錘は感度を保つことができ，伸張反射は絶えず変化し続ける筋長と負荷を補償する．γ運動ニューロンが興奮すると，筋紡錘の錘内筋線維が収縮し，筋紡錘の感度が上昇することで，伸張反射が起こりやすくなり，筋緊張が亢進することになる．しかし，この機序は微

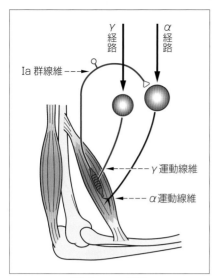

図 3. α-γ 連関

γ 運動ニューロンからの運動指令は筋紡錘の
錘内筋線維を収縮させ、その収縮がⅠa 群線
維を介して、同名筋を支配するα運動ニュー
ロンに興奮を及ぼす。筋肉が短縮した状態に
おいても筋紡錘の感度を保つ機構である。

小神経電図から否定されている[14][15].

5. クローヌス

クローヌスは相同性伸張反射の異常によって起
こるとされるが、やはりその機序は明確にされて
いない[16]. 例えば足クローヌス[17]は、他動的な下
腿三頭筋の伸展によって相動性伸張反射が誘発さ
れることで始まるが、その亢進によって下腿三頭
筋が過度に筋収縮すると、筋紡錘の一次終末が発
射しなくなる。すると伸張反射が起こらなくなる
が、他動的に足関節背屈位を保持していれば、相
動性伸張反射が断続的に起こることになる。この
ほか、'central oscillator' やⅡ群求心路による中
潜時伸張反射の関与が提唱されている。

痙縮の評価法

ここでは痙縮の評価法について、臨床的なもの
と電気生理学的なものについて述べる。

1. 臨床的な評価

1) modified Ashworth Scale(MAS)

痙縮の臨床的評価法として MAS が広く使用さ
れている。これは1964年に Ashworth が考案した
半定量的な5段階の評価方法[18]を、1987年に Boh-
annon と Smith が6段階に変更したもの[19]である
(**表1**). 徒手による関節の他動運動の抵抗量を段

表 1. modified Ashworth Scale

0	筋緊張の亢進はない.
1	軽度の筋緊張亢進がある. 引っ掛かりとその消失、または屈曲・伸展の最終域でわずかな抵抗感がある.
1+	軽度の筋緊張亢進がある. 明らかに引っ掛かりがあり、それに続くわずかな抵抗を可動域の 1/2 以下で認める.
2	よりはっきりとした筋緊張亢進を全可動域で認める. しかし、運動は容易に可能.
3	かなりの筋緊張亢進がある. 他動運動は困難.
4	患部は硬直し、屈曲・伸展は困難.

階付けすることで評価する。日本語で評価マニュ
アルが作成されている[20].

2) modified Tardieu Scale(MTS)

MTS は MAS と同様に他動的に関節を屈曲・伸
展させる手技により痙縮を評価する。1954年に
Tardieu Scale として報告された[21]後、1969年に
修正が加えられ[22]、1999年に再度修正が加えられ
た[23].

MTS は測定肢位と筋の伸張速度が規定されて
おり、関節可動域と筋の反応の質をそれぞれ測定
する。

3) Tone Assessment Scale

Tone Assessment Scale[24]は、MAS を測定する
際の姿勢などが定められていない経緯から、信頼
性の高い測定方法を目指して作成された。それぞ
れの関節において評価方法が定められている。

4) その他の臨床的な指標

痙縮を含めた筋緊張の評価項目は、Fugl-Mey-
er Assessment[25]や Stroke Impairment Assess-
ment Set[26]などの総合評価指標に含まれている。

2. 電気生理学的な手法

以上の臨床的な指標はいずれも定性的もしくは
半定量的な評価方法である。そのため定量的な評
価方法として、電気生理学的な手法が検討されて
きた。その試みの一部である、H 反射の閾値、大
きさ、H 反射回復曲線について述べる。しかし、
これらの指標はいずれも痙縮の判定や重症度の評
価法にはならず、あくまで個々の症例における経
時的な変化や薬物効果判定の指標として用いられ
る[27].

1）H 反射

H 反射は末梢神経を電気刺激することによって誘発される脊髄単シナプス反射である．弱い刺激でⅠa 群線維を選択的に興奮させると，α運動ニューロンを活動させることで H 波が出現する（**図4**）．この経路は腱反射と同じ経路である．H 反射はすべての筋で容易に誘発されるわけではなく，腱反射が出現しやすい筋で誘発されやすい．

H 反射を用いた痙縮の定量的評価の試みとして，H 波と M 波の最大値の比である H/M 比がある．H/M 比は痙縮が強い群で大きくなる傾向がみられる（**図5**）[28]が，個人差の幅が大きいためにカットオフ値の設定はできない．

2）H 反射回復曲線

脛骨神経に異なる時間間隔で2回電気刺激を加え，下腿三頭筋から誘発される2つの H 波の振幅の比をとる．つまり第一刺激で誘発された H 波の振幅（H1）を対照として，第二刺激で誘発された H 波の振幅（H2）が，第一刺激と第二刺激の間の時間によってどのように変化するかをグラフ化したものを H 反射回復曲線と呼ぶ．痙縮患者では，早期かつ過剰な回復がみられる（**図6**）[29]．

このように，連続刺激で H 反射を誘発した場合，刺激間隔が短いと振幅も小さくなる．そのため同じ大きさの振幅を得るためには，刺激間隔を十分に離さなくてはならず，これは電気刺激後だけでなく随意収縮や他動的筋伸張の後に行った H 反射の振幅は小さくなる．これを post-activation depression（PAD）と呼ぶ[30]．脳卒中などの痙縮患者で PAD が減少する[31]が，麻痺の重症度とは関係ない[32]．

ジストニア

ジストニア[33]は運動障害の一つで，骨格筋の持続のやや長い収縮，もしくは間欠的な筋収縮に特徴付けられる症候である．

1．ジストニアの機序の神経生理の基本

大脳基底核のほとんどは GABA を神経伝達物質とする抑制性のニューロンから成り立ってい

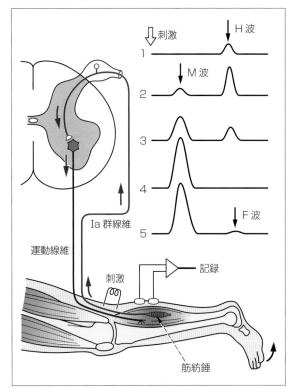

図 4．H 反射

弱刺激では閾値の低いⅠa 群線維を興奮してα運動ニューロンで伝わり H 波が出現する．刺激を強くすると H 波の振幅が大きくなる．同時に閾値の高いα運動ニューロンが直接刺激され M 波が出現する．さらに刺激を強くすると，α運動ニューロンを通る順行性と逆行性の伝導が衝突し，H 波は消失する．

る．ただし線条体，視床下核，黒質緻密部は興奮性のニューロンも出しており，例外がある．

大脳基底核は大脳皮質から広い領野から入力を受けている．大脳基底核で処理された後，大部分は視床を介して大脳皮質に戻る．これを大脳皮質-大脳基底核ループと呼ぶ（**図7**）．線条体と視床下核は入力部で，大脳皮質から興奮性入力を受ける．一方，淡蒼球内節と黒質網様部は出力部で，視床などに投射している．その間の投射経路として，抑制性の直接路と興奮性の間接路，ハイパー直接路がある．

2．ジストニア

ジストニアは直接路の活動が亢進，もしくは間接路の活動が低下していると考えられる[33]．その結果，最終的には大脳皮質-大脳基底核ループが興奮性に働くので，大脳皮質の興奮性は増大する．ジストニアが運動が過多になることと合致する．

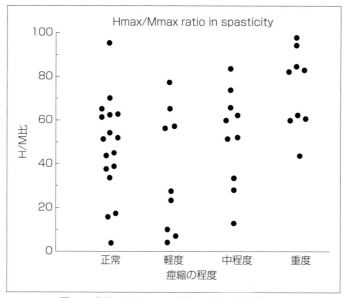

図 5. 痙縮における H 波と M 波の最大値の比

（文献 28 より）

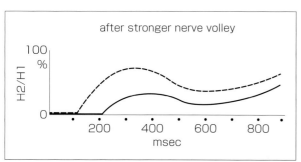

図 6. H 反射回復曲線
実線は健常者を，点線は患者を表す．

（文献 29 より）

治療として淡蒼球内節の脳深部刺激療法がある．結果的に大脳皮質-大脳基底核ループが抑制されると考えられる．

筋強直（ミオトニア）

ミオトニアは，運動時に筋活動電位が過剰に反復発生することで生じる．ミオトニアが起こる疾患として，Na チャネルの異常がかかわるとされる周期性四肢麻痺，先天性パラミオトニア，カリウム惹起性ミオトニアや，Cl チャネルの異常がかかわるとされる先天性ミオトニア，筋緊張性ジストロフィーが知られている[34]．臨床症状として，手を強く握った後に開きにくい把握ミオトニアや，ハンマーで母指球などを叩くと筋が長く収縮

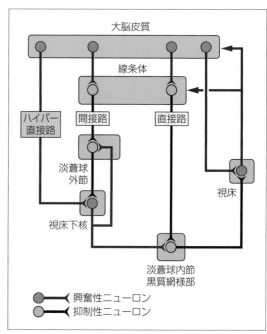

図 7. 大脳皮質-大脳基底核ループ
線条体と視床下核は入力部で，淡蒼球内節と黒質網様部は出力部である．大脳皮質からの情報は直接路，間接路，ハイパー直接路のいずれかの経路を経て出力部に至る．

する叩打ミオトニアなどがある[35]．それに加えて最近は，全身性かつ長期間にわたる筋硬直，筋痙攣，ミオキミアを主徴とするニューロミオトニア（Isaacs 症候群）が自己免疫疾患の 1 つであることが明らかとなった．末梢神経に存在する電位依存

性カリウムチャネルに対する抗体のために，末梢神経の興奮性亢進が起こることが知られてきた[36].

文 献

1) Lance JW：Symposium synopsis. Spasticity：Disordered Motor Control, pp.485-494, Year-book Medical, 1980.

2) Randall LB：Let's change deep tendon reflex to muscle stretch reflex. *Muscle Nerve*, **52**：1140, 2015.

3) 福武敏夫：腱反射. 医学界新聞, 2019年10月21日. 〔https://www.igaku-shoin.co.jp/paper/archive/y2019/PA03343_05〕(2021年2月7日閲覧)

4) 正門由久：痙縮の病態生理. 梶 龍兒(編), 痙縮のボツリヌス治療, pp.8-18, 診断と治療社, 2010.

5) 髙橋宣成：痙縮の定義をめぐる混乱. リハ医, **53**：642-649, 2016.

6) Lance JW, et al：Tonic and phasic spinal cord mechanisms in man. *J Neurol Neurosurg Psychiatry*, **29**：535-543, 1966.

7) Kottke FJ：Neurophysiologic therapy for stroke. Stroke and its Rehabilitation, Williams and Wilkins, 1975.

8) 石田 暉：運動障害. 千野直一(編), 現代リハビリテーション医学 改訂第3版, pp.129-137, 金原出版, 1999.

9) Nathan PW：Some comments on spasticity and rigidity. New Development in Electromyography and Clinical Neurophysiology, pp.13-14, Karger, 1973.

10) Prochazka A, Gorassini M：Ensemble firing of muscle afferents recorded during normal locomotion in cats. *J Physiol*, **15**：293-304, 1998.

11) 鏡原康裕, 田中勵作：ヒトにおける脊髄反射(3) 臨床編—筋緊張異常. 脊椎脊髄ジャーナル, **5**：615-619, 1992.

12) 田中勵作：伸張反射からみた痙縮と固縮. *Clin Neurosci*, **4**：1134-1137, 1986.

13) 長岡正範, 角田尚幸：痙縮の神経機構. *Brain Nerve*, **60**：1399-1408, 2008.

14) Wilson LR, et al：Muscle spindle activity in the affected upper limb after a unilateral stroke. *Brain*, **122**：2079-2088, 1999.

15) Macefield VG：Discharge rates and discharge variability of muscle spindle afferents in human chronic spinal cord injury. *Clin Neurophysiol*, **124**：114-119, 2013.

16) 長谷公隆：痙縮の病態生理. バイオメカニズム学会誌, **42**：199-204, 2018.

17) 高草木薫：脊髄. 標準生理学第9版, pp.334-352, 医学書院, 2019.

18) Ashworth A：Preliminary trial of carisoprodol in multiple sclerosis. *Practitioner*, **192**：540-542, 1964.

19) Bohannon RW, Smith MB：Interrater reliability of a Modified Ashworth Scale of Muscle Spasticity. *Phys Ther*, **67**：206-207, 1987.

20) 辻 哲也ほか：脳血管障害片麻痺患者における痙縮評価. Modified Ashworth Scale(MAS)の評価者間信頼性の検討. リハ医, **39**：409-415, 2002.

21) Tardieu G, et al：Research on a technic for measurement of spasticity. *Rev Neurol*, **91**：143-144, 1954.

22) Held JP, Pierrot-Deseilligny E：Reeducation Motrice des affections neurologiques, pp.31-42, JB Bailiere et Fils, 1969.

23) Boyd RN, Graham HK：Objective measurement of clinical findings in the use of Botulinum toxin type A for the management of children with cerebral palsy. *Eur J Neurol*, **6**：S32-S35, 1999.

24) Gregson JM, et al：Reliability of the Tone Assessment Scale and the modified Ashworth scale as clinical tools for assessing poststroke spasticity. *Arch Phys Med Rehabil*, **80**：1013-1016, 1999.

25) Fugl-Meyer R, et al：The post-stroke hemiplegic patient. 1. a method for evaluation of physical performance. *Scand J Rehabil Med*, **7**：13-31, 1975.

26) Chino N, et al：Stroke impairment assessment set (SIAS) a new evaluation instrument for stroke patients. *Jpn J Rehabil Med*, **31**：119-125, 1994.

27) 鏡原康裕：痙縮のメカニズムと評価法. *J Clin Rehabil*, **21**：936-943, 2012.

28) Yanagisawa N, et al：Methodological problems in the Hoffmann reflex study of spasticity. Spasticity：Mechanisms and Management. pp.273-286, Springer, 1993.

29) Magladery JW, et al：Electrophysiological studies of reflex activity in patients with lesions of the nervous system. *Bull Johns Hopkins Hosp*, **91**：219-244, 1952.

30) Crone C, Nielsen J：Methodological implications of the post activation depresion of the soleus H-reflex in man. *Exp Brain Res*, **78**：28-32, 1989.

31) Nielsen J, et al：H-reflexes are less depressed following muscle stretch in spastic spinal cord injured patients than in healthy subjects. *Exp Brain Res*, **97**：173-176, 1993.

32) Masakado Y, et al：Post-activation depression of the soleus H-reflex in stroke patients. *Electromyogr Clin Neurophysiol*, **45**：115-122, 2005.

33) 日本神経学会（監）：ジストニア診療ガイドライン，南江堂，2018.

34) 中村知紀ほか：ミオトニア・周期四肢麻痺症候群．臨神生，**41**：118-123，2013.

35) 樋口逸郎：筋強直症候群（筋強直性ジストロフィー，ミオトニア）．日本医事新報，**5028**：45，2020.

36) 有村公良：ニューロミオトニア（Isaacs 症候群）カリウムチャネロパチー．神研の進歩，**47**：275-281，2003.

MB Med Reha **No.261**：**9-17**, 2021

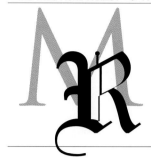

特集／痙縮の治療戦略

痙縮を伴う脳性麻痺に対する臨床実践と日常生活でのマネージメント

吉田真司*

Abstract　痙縮は脳性麻痺などの中枢神経障害に伴う上位運動ニューロン障害によって生じる陽性徴候の構成要素の１つであり，痙直型脳性麻痺ではこの存在が姿勢制御と効率的な随意運動の妨げとなる．セラピストは，痙直型脳性麻痺に対する臨床実践の中で，永続的な痙縮の問題に対して，そのメカニズムを理解し，評価したうえで，適切なセラピー介入，および日常生活でのマネージメントを実践することが重要である．痙縮は成長過程にあり，生活環境や育児方法によって変容することに留意しなければならない．痙直型児の機能を高めるためには，その特性を理解し，個々人に対応した適切なセラピー介入の積み重ねが重要である．我々の経験上，幼児期に獲得できた機能が経年経過により減退することがしばしばみられる．将来にわたって機能を継続させるためには，セラピー介入に加え，日常生活での両親指導や環境設定などのホームプログラムによるマネージメントが重要となる．

Key words　痙縮(spasticity)，痙直型脳性麻痺(spastic cerebral palsy)，臨床実践(clinical practice)，ホームプログラム(home program)，マネージメント(management)

はじめに

　痙縮は脳性麻痺や脳血管障害や脊髄損傷などの中枢神経損傷に伴う上位運動ニューロン障害によって生じる陽性徴候の構成要素の１つであり，深部腱反射の亢進を伴う骨格筋の筋緊張が正常から逸脱した高い筋緊張の状態である．痙直型脳性麻痺ではこの存在が姿勢制御と効率的な随意運動の大きな妨げとなり得る．痙直型脳性麻痺は成長過程にあること，また感覚-運動発達過程にあることから乳幼児期から年齢を経るごとにその臨床症状は明らかになってくる．永続的な痙縮の問題は，経年的に軟部組織の性質を変化させる．筋自体の硬さ，短縮，萎縮，拘縮，線維化は痙縮と相互作用し，過緊張の状態を生じさせる．セラピストは痙直型脳性麻痺に対する臨床実践の中では，運動学的側面だけでなく，神経生理学的に痙縮のメカニズムを理解し，痙縮による抵抗感(神経学的要因)なのか，あるいは軟部組織の変化による抵抗感(非神経学的要因)なのかを臨床的に見極めたうえでセラピー介入の判断や方針，および日常生活でのマネージメントに臨むことが重要と考える．

筋緊張の理解と評価

　筋緊張とは，神経生理学的に神経支配されている筋に持続的に生じている筋の一定の緊張状態をいう．筋緊張は姿勢制御，あるいは随意運動の際に活動する骨格筋の準備状態に重要な意味を持つ．セラピストは，安静状態で筋を徒手的に伸張したときに生じる抵抗により筋緊張を評価するが，動作時における変化についても十分な観察を

* Shinji YOSHIDA，〒 536-0023 大阪府大阪市城東区東中浜 1-6-5　社会医療法人大道会　ボバース記念病院リハビリテーション部理学療法科，主任

表 1. 痙縮の要因に関する病態生理

1：中枢神経系からの促通性下行運動経路の影響
・脳幹網様体の興奮性インパルスの増大
2：中枢神経系からの抑制性下行運動路の影響
・脳幹網様体の抑制性線維の障害による脱抑制
3：求心性末梢神経の影響
・同名筋からの抑制性インパルス（Ⅰb群線維・Ⅱ群線維）の障害による脱抑制
・異名筋からの抑制性インパルス（Ⅰa群線維）の脱抑制
・シナプス前抑制の脱抑制
4：遠心性末梢神経路の影響
・動的γ運動ニューロンの興奮性増大
・上位中枢からの相対的な興奮性増大
5：筋・腱の機能変化の影響
・生理学的・形態学的・組織学的な変化による伸張運動の抵抗の増大

（文献1より）

表 2. 伸張反射を亢進させると
考えられる脊髄メカニズム

A：求心性末梢神経の影響
・Ⅰaニューロンの興奮性の増大
・シナプス前抑制機能の低下
・自己抑制（Ⅰb抑制）機能の低下
・相反性抑制（Ⅰa抑制）機能の低下
B：遠心性末梢神経の影響
・α運動ニューロンの興奮性増大
・γ運動ニューロンの興奮性増大
・反回抑制機能の低下

（文献1より）

行い，評価することが重要である．具体的に脳性麻痺において，過緊張の中に占める痙縮の要因の比率は異なっている．我々の経験上，乳幼児期から学童期前半においては神経学的要素である痙縮が過緊張の要因であると考えて良い場合が多いが，学童期後半以降，成人期においては過緊張を認める要因は一次的障害である神経学的要因の痙縮だけでなく，筋の硬さや短縮，萎縮のような軟部組織の変化に伴う非神経学的要素である二次的障害も存在することが十分に考えられる．このようにセラピーを実施するうえで筋緊張の概念を明確に理解することと，それに伴うセラピー介入の判断や方針の決定が重要となる．

1．神経学的要因による筋緊張亢進
1）痙　縮

　痙縮は上位運動ニューロン症候群（神経学的要因）における代表的な感覚運動系の障害であり，腱反射亢進，および速度依存性の伸張反射の亢進

状態である．臨床的に痙縮とは，関節を急速に他動伸張したときに，初めに強い抵抗を示すが伸張に伴って次第に抵抗が消失する特徴がある．この現象は折りたたみナイフ現象と呼ばれる．痙縮は姿勢反射や伸張反射に関与し，姿勢変換時，および運動時によって変化する．そのため，セラピストは静止時，運動時ともに十分な評価を行うことが重要である．痙縮は，臨床的によく認められる症状であり，臨床上で筋緊張のコントロールを最も要求されるのは，この痙縮の病態ともいえる．痙縮の要因に関する病態生理を**表1**に示す[1]．

2）伸張反射

　伸張反射を亢進させると考えられる脊髄メカニズムを**表2**に示す[1]．伸張反射とは筋が受動的に伸張されるとその筋の中にある筋紡錘がそれを感受して，伸張された筋が収縮する反射をいう．筋の伸張は2種類の求心性線維によって脊髄に伝えられ，脊髄ではそれらの求心性線維がα運動ニューロンと興奮性に結合して筋が収縮する．求心性線維にはⅠa群線維とⅡ群線維がある．Ⅰa群線維は主に伸張速度に比例し，Ⅱ群線維は筋の長さに比例する．伸張反射の制御（**表1, 2, 図1**）には，筋紡錘の錘内筋線維の支配を行うγ運動ニューロンが大きな役割を果たしている．γ運動ニューロンは，錘内筋線維の両端にシナプス結合し，錘内筋線維に対して遠心性支配を行う．その役割としては，筋の伸張速度や筋の長さに対応して，筋紡錘の感受性をコントロールし，α運動ニューロンとともに運動の調節を行う（α-γ連

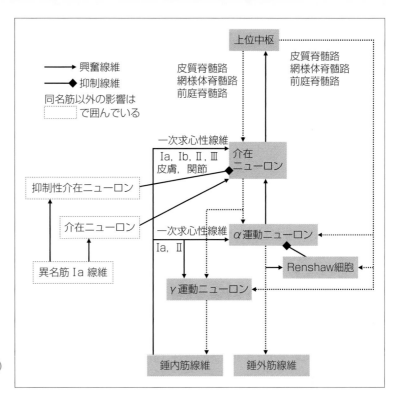

図 1.
脊髄反射に関する神経機構
（文献 2 より）

関)ことが挙げられる．筋紡錘は，錘内筋線維が遠心性支配を受けることで，筋紡錘自体の感度を中枢性に変化させることができる．逆に錘内筋線維の適度な収縮は，筋紡錘内の伸展受容器の閾値を変化させることができ，錘外筋線維の筋緊張をコントロールしている．

3）姿勢制御

姿勢制御は主に脳幹にある姿勢反射中枢で行われ，姿勢維持に働いている．また小脳・大脳は脳幹の姿勢反射を調整する姿勢制御に関与している．姿勢制御にはフィードバック姿勢制御，およびフィードフォーワード姿勢制御がある．フィードバック姿勢制御は計画した軌道と実際の軌道のズレを逐次フィードバックしながら修正を加え，できるだけそれらの誤差を小さくするように運動を遂行する制御方式である．フィードフォーワード姿勢制御は，あらかじめ目的とする運動に必要な運動指令を脳内で計算しておき，運動に伴う外乱を前もって予測して補正する姿勢制御機構で，フィードバック情報に頼ることなく運動を遂行する制御方式である．このフィードフォーワード姿勢制御が筋緊張の調節に関与している．

4）痙縮に関与する上位運動ニューロン

痙縮は，上位運動ニューロンと深い関係性があることは上述した通りである．上位運動ニューロンは大脳皮質運動野や脳幹から始まり，運動情報を下位運動ニューロンに伝達する経路である．脊髄を下行性に制御する役割があり，背外側系と腹内側系に分けられる．背外側系とは主に脊髄側索を下行する線維群であり，皮質脊髄路，赤核脊髄路がある．主として対側の四肢遠位筋群の運動ニューロンに投射する．腹内側系とは主に脊髄前索を下行する線維群であり，前庭脊髄路，網様体脊髄路，視蓋脊髄路があり，主として体幹筋や四肢近位筋群の運動ニューロンに投射する．下行性経路は，これら5つの経路に分類することができ，痙縮には網様体脊髄路（延髄網様体脊髄路・橋網様体脊髄路），前庭脊髄路が関連性のある経路といわれている．健常者では，脳幹の抑制線維や延髄網様体脊髄路が伸張反射，屈曲反射における求心性線維の興奮性を抑制するといわれている．脳血管障害では，延髄網様体脊髄路による制御系の作用と橋網様体脊髄路，前庭脊髄路による興奮性作用のバランスが障害されるために(いわゆる脱

表 3. modified Ashworth Scale（MAS）

0	筋緊張の増加なし
1	動作時に引っかかるような感じの後にその感じが消失する または，最終伸展域でわずかな抵抗感を認める
1+	筋緊張は軽度亢進し，可動域の 1/2 以下の範囲で引っかかる感じの後にわずかに抵抗感を認める
2	可動域全域で筋緊張は亢進するが，他動運動は簡単に可能である
3	筋緊張はさらに亢進し，他動運動は困難である
4	四肢は固く他動運動が不可能である

（文献 3 より）

抑制を生じる），伸張反射や屈筋反射において求心性線維の興奮性が増大することで痙縮が生じるという報告がある.

2．非神経学的要因による筋緊張亢進

上位運動ニューロン症候群によって筋緊張の状態が変化し，拘縮が起こることはしばしばみられる. 非神経学的要素による筋緊張異常は，麻痺や骨格筋の不活動に伴う機能的変化により認められる筋萎縮，筋短縮，線維化が原因で生じると考えられている. これによって筋緊張が亢進していると判断されている場合も多い. 筋萎縮とは，骨格筋の容積が何かしらの原因によって減少した状態のことをいう. 廃用症候群による筋萎縮では，速筋線維より遅筋線維にみられやすい. 遅筋線維は体重支持や姿勢維持などのために日常的に動員されているので，廃用症候群によって一定的な筋活動や張力発生が制限されると影響を受けやすい. 筋短縮とは，筋が短縮位の位置で関節が固定されたときに生じる現象のことをいい，筋の伸張性・粘弾性が低下した状態のことを意味する. 筋短縮は，筋実質，および筋膜が原因で生じる. 筋短縮の 1 つの原因として，骨格筋が不活動において筋節数を減少させ，筋長を短縮させることで，骨格筋に加わる張力を一定に維持することが挙げられる. そのため，筋短縮に伴う筋緊張の程度は亢進していることが多い. 線維化とは，不動によって筋にコラーゲンの増生に伴って起こるといわれている. 筋膜の線維化では，コラーゲン分子に架橋結合が形成されることで伸張性が失われる. 筋原線維における筋節などの問題がなかったとしても，それを包む筋膜の伸張性に問題があれば，筋短縮が生じる.

3．筋緊張の評価

一般的に筋緊張の評価は，安静時における受動的な筋の伸張を中心に，視診，触診，動作観察により行われるが，セラピー場面では，特に筋緊張が姿勢変化にどのように影響しているのかについて動作観察から筋緊張を十分に評価し，仮説を立てて，その原因を追及することが必要である. 客観的評価法として，痙縮の評価においては modified Ashworth Scale（MAS）がしばしば用いられる（**表 3**）[3]. しかし，筋緊張の評価はやはり現在のところ我々セラピストが行っている臨床実践での評価が優れているといわれている. 基本的な評価として，安静時筋緊張検査，被動性検査，動作時筋緊張検査が行われる. いずれの評価も左右差の確認，程度の確認，再現性の確認を行うこと，かつ一次的障害（神経学的因子）によるものか，二次的障害（非神経学的因子）によるものか，それとも両者が混在しているのかを明確に評価することが必要であり，適切なセラピー介入を進めるうえで重要なポイントである.

痙直型脳性麻痺の特性

痙直型脳性麻痺は永続的な問題として筋緊張亢進を示す. 痙縮は成長とともに変容することに留意しなければならない. その特徴は，子どもの生活環境や育児方法によって，軽度痙直から中等度痙直になり，最終的には重度痙直に移行する場合も少なくない. 痙縮は，生後 4 か月までは明らかでないことが多い. 過緊張パターンはいわゆる正常から逸脱した感覚運動経験として学習され，代償機能として定着する. 過緊張が増大してしまう要因としては，粗大運動への痙縮パターンの利用

(随意運動化)，過剰努力に伴う連合反応の頻発，筋骨格系の可動性の欠如に伴う筋自体の粘弾性の低下，末梢からの感覚入力に対する易刺激性(過剰反応)，運動性の低下に伴うさらなる過剰努力による悪循環が挙げられる．重度痙直型では，主動作筋と拮抗筋の両方が過剰な同時収縮に伴う過緊張状態となる．通常は，末梢部に比べて近位部の過緊張が強い．過緊張の程度は持続的で運動可能な範囲は狭い．近位関節は，屈曲・内転・内旋方向(中間位方向)への拘縮となり，股関節脱臼，または脊柱の捻れを伴った"風に吹かれた股関節"変形，胸郭変形を伴った脊柱側弯変形を生じやすく，随伴障害は呼吸・循環機能，嚥下・排泄機能へと広範囲で多岐に及ぶ．中等度痙直型では，安静時や努力性を伴わない容易な動作では，過緊張の程度は軽度ないし中等度であるが，努力性や興奮性に伴ってその程度は変化する．中等度痙直型は重度痙直型に比べて，自発運動がより可能であるが，過緊張は持続的ではない．しかし，姿勢運動パターンは過緊張の分布に伴って定型的となり，筋活動の不均衡や拘縮発生のリスクが高く，股関節脱臼も容易に起こりやすい．なぜなら，努力性を伴う代償動作に伴い，四肢への連合反応は頻発しやすく，過緊張を伴う筋は常に高い緊張となり，筋緊張は変動しても狭い範囲を変化できるに過ぎない．痙直型児は非対称な姿勢や運動により，機能を獲得していくが，両股関節屈曲・内転・内旋，膝関節屈曲，肘関節屈曲，前腕回内など，両側ともに同じような筋緊張，あるいは活動性を伴っていることが多く，交互運動，左右の分離運動が困難であり，より機能的な日常生活動作での非対称運動を獲得していくことができない．また，痙直型児は中間位方向の運動は比較的良好なことが多く，中間可動域での屈伸運動は可能であるが，最終可動域での屈伸運動は難しい．

痙直型脳性麻痺に対するセラピー介入

痙縮が生じる神経生理学的機序は未だ解明されていないが，痙縮に対しては現状としていくつかの治療法が存在する．それぞれの治療法は痙縮の軽減，抑制に効果的な役割を果たす．最近の主な痙縮治療は，内服療法，整形外科手術，ボツリヌス療法，髄腔内バクロフェン療法，選択的後根切断術などが挙げられるが，それに併せたセラピー介入は必須である．なぜなら，脳性麻痺の機能全体を高めるためには，痙縮の軽減だけを機能障害の問題にするのではなく，中枢性運動障害の姿勢制御と随意運動の要素を十分に考慮する必要がある．痙縮治療により過緊張が軽減し，身体素地としての動きやすくなる身体条件が整った状態に対して筋緊張のコントロールをもとに，個々人に対応した運動療法を主体とする適切なセラピー介入を積み重ねることが必要だからである．そのためには機能目標に対する姿勢制御と随意運動を学習させる痙直型脳性麻痺の特性を理解することが重要になってくる．痙直型児へのセラピー介入で外してはいけない必須ポイントをその特性からまとめると，以下の3つが挙げられる．

(1) 過緊張を軽減するだけを目的にせず，筋緊張(活動性)に幅を持たせることが必要である．

(2) 日常生活動作において，より機能に結び付く非対称的な運動を求める必要がある．体幹の回旋運動を伴った一側上肢，あるいは下肢の外転運動，具体的には一側上肢のリーチ動作のような安定と運動の役割が共存する活動をセラピー介入の中で誘導することが求められる(**図2**)．

(3) 最終屈曲可動域，あるいは最終伸展可動域での筋(主動作筋と拮抗筋，主動作筋と共同筋，深部筋と表層筋の相反制御)の活動性を促し，機能獲得をはかることが必要である．

痙直型脳性麻痺に対するマネージメント

我々の経験上，幼児期に獲得できた機能が経年経過の中で減退することはしばしばみられる．機能減退の経過として，痙縮パターンの定型化や過剰努力に伴う連合反応の反復(神経学的要因)，筋骨格系の可動性の欠如に伴う筋自体の粘弾性の低下(非神経学的要因)が相乗的に過緊張を増大させ

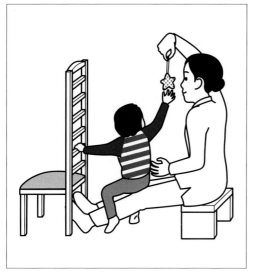

図 2. 機能的な非対称運動
（文献 4 を参考に作成）

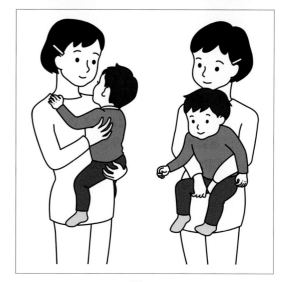

図 3.
（文献 4 を参考に作成）

てしまう．そのため，適切な臨床評価に基づくセラピー介入に加え，将来にわたって，獲得した機能を継続させるためのマネージメントが重要となる．脳性麻痺に対するエクササイズを含めたホームプログラム指導は，医師やセラピストによって推奨されており，セラピー介入を最大限にすることを目的に，家庭環境において両親によって管理される．ホームプログラムは，脳性麻痺児の学習機会を強化する 1 つの手段であり，毎日の育児や介護の中にセラピー効果を適切に反映させるための手段となる．学童期後半以降，成人期における筋の短縮など，非神経学的要因に対するホームプログラムはストレッチが有効とされ，一般的に家族に指導される場合が多い．しかし，痙直型児に対するホームプログラムは一様ではない．乳幼児期から学童期前半の神経学的要因による筋緊張亢進，つまり痙縮が基本的な問題となる場合は，いわゆる正常から逸脱した痙縮パターンをより正常運動に近い活動パターンへ調整し，過緊張の軽減や予防を目的とする．以下に，痙直型脳性麻痺の子どもを持つ両親に対する主な日常の育児でのハンドリングやストレッチなどのホームプログラムや環境調整について記述する．

1．家族指導

学童期前半までは，主として姿勢制御と効率的な随意運動のための神経学的要因に対して，痙直型児に対するセラピー介入の原則に基づいた基本ハンドリングの指導が重要である．

抱っこで下肢全体が突っ張り，股関節が内転・内旋し，開排が難しい痙直型児の場合，子どもを親の骨盤上にのせて抱くことにより，子どもの下肢を屈曲・外転位で保持でき，同時に頭部・体幹も起こせるようになることで上肢を前方へ出しやすく，かつ体幹を回旋させやすくなる（**図 3**）．

座位で後方へ反り返り，股関節の伸展・内旋を強める痙直型児の場合，大腿部に跨がり座位をとらせることによって股関節は外旋位へ保持しやすく，下肢全体の過緊張が緩むきっかけをつくり，一側上肢のリーチ動作など，座面での体重移動に伴う下肢の運動性を学習させる（**図 4**）．

逆に，体幹・四肢が屈曲が優位となる痙直型児の場合，立位・歩行と機能的な上肢操作のための準備として，エクササイズボールなどを使用して腹部で支持させ，親が下部体幹の安定性を補償した状態で，子どもの足底を自分の下肢に接地させ，両側リーチ，グラスプ，リリースを繰り返し取り入れた遊びの中で股関節と膝関節の最終伸展可動域での筋の活動性を促すようにする（**図 5**）．

伸展優位の子どもを抱き起こす際に，股関節を屈曲・外転することが難しく，頭頚部が反り返り，肩甲帯が後退してしまう場合，側臥位に寝返りさせて頭部と肩甲帯を前方へ誘導し，手のひらで前

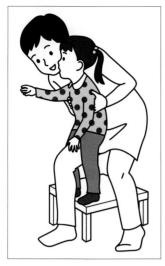

図 4.
（文献 4 を参考に作成）

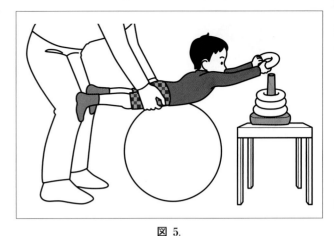

図 5.
（文献 4 を参考に作成）

胸部から下方へ腹部筋群の活動性を高めることで股関節は開排しやすくなる（**図 6-a**）．逆に，屈曲優位の子どもで頭部が前方に突き出し，肩関節屈曲・内旋し，上肢が屈曲している場合は，側臥位で親に抱き寄せ，子どもの体幹を伸展位に保持し，上肢の屈曲を防ぐ．同時に，股関節を伸展・外転させ，肩甲帯と骨盤の間での回旋を取り入れる．上肢のリーチ活動に合わせて，子どもが頭部挙上，体幹と股関節を伸展するよう促す（**図 6-b, c**）．

学童期以降は，非神経学的要因に対してストレッチが指導されることが多い．痙縮筋の持続伸張は，最も効果が得られる運動療法であるとされ

ており，脳性麻痺の痙縮筋を持続伸張すると，他動的関節トルクが低下することが報告されている．ストレッチは，筋の短縮や拘縮を予防，および改善するうえでも重要である．痙直型脳性麻痺における変形は麻痺による筋緊張，あるいは筋力の不均衡が原因である．主に下腿三頭筋，大腿四頭筋，ハムストリングス，腸腰筋などの二関節筋の伸張性や粘弾性の低下を生じやすい．痙縮筋のストレッチの手段は，運動療法として行われる以外に，装具療法によっても行われ，拘縮の予防や変形の矯正に有効なだけではなく，持続伸張により痙縮を抑制し，痙縮の抑制肢位を持続的に保持することで効果を上げると考えられる．一般的にストレッチは「30 秒 3 セット」行うことが効果的であるといわれ，筆者も両親へのホームプログラムとして指導しているが，効率的で効果的なスト

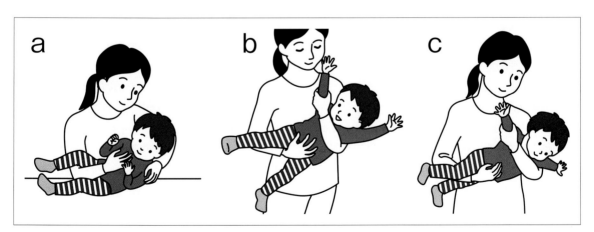

図 6.
（文献 4 を参考に作成）

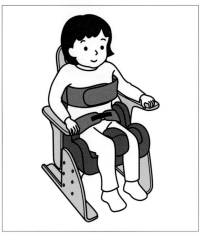

図 7. 座位保持椅子
（文献 4 を参考に作成）

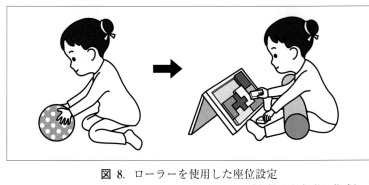

図 8. ローラーを使用した座位設定
（文献 4 を参考に作成）

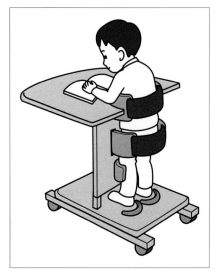

図 9. プロンボードを使用した立位姿勢
（文献 4 を参考に作成）

レッチの時間と回数については，システマティックレビューやメタアナリシスが見当たらなかったので，本稿での言及は控え，関連する文献に委ねたい．

2. 環境調整

痙直型児の股関節内転・内旋の痙縮パターンは，割り座姿勢や上肢の努力的な使用場面でより増悪させることも多い．両親指導では，できるだけ股関節を外転・外旋させるような抱っこや胡坐での座位姿勢をとらせるような指導のほか，日常で使用する座位保持椅子（**図7**）やローラーなどを使用した座位設定（**図8**）を導入し，痙縮パターン

の増悪による股関節脱臼のリスクを回避する．股関節脱臼の進行予防は，体幹の対称性にも影響を及ぼすため，日常の姿勢管理として重要である．

しかし，股関節屈筋の過緊張の増悪は，内転・内旋の痙縮パターンに伴うことが多く，股関節伸筋の活動性の弱さにより筋の短縮や股関節の屈曲拘縮を生じやすい．座位保持椅子の使用により，座位時間が長くなると，かえって股関節屈筋の短縮を悪化させることも少なくない．いくつかの姿勢バリエーションの種類を提案することが重要となる．膝関節屈筋の過緊張の増悪は，二次的な伸張性や粘弾性の低下を生じやすい二関節筋の影響を受け，股関節屈曲や尖足などと併発しやすい．日常での装具療法の検討と併せて，プロンボードなどを用いた立位姿勢の導入は股関節脱臼の予防も含めた姿勢管理として重要である（**図9**）．

おわりに

脳性麻痺は，成長過程にあり，その臨床症状は乳幼児期から年齢を経るごとに明らかになってくる．特に痙直型脳性麻痺の臨床実践では，過緊張が子どもの効率的な運動の獲得において課題となる場合が多い．課題達成のための要因としては，痙縮パターンの改善，過緊張の軽減や予防となるが，「緊張が高い」とひとくくりにするのではなく，個々人の問題が神経学的要因（一次的要因）によるものが優先されるか，あるいは非神経学的要因（二次的要因）によるものが優先されるかを運動学的側面のみならず，神経学的側面から過緊張の病態を十分に評価することが適切なセラピー介入やマネージメントにおいて重要であると考える．

文　献

1) 後藤　淳：筋緊張のコントロール．関西理学療法学会，**3**：21-31，2003.

2) 奈良　勲(監)，吉尾雅春ほか(編)：標準理学療法学専門分野　神経理学療法学，医学書院，2013

3) 鈴木俊明ほか：筋緊張検査における検査のポイント．関西理学療法学会，**12**：1-6，2012.

4) Nancie R. Finnie(著)，梶浦一郎ほか(訳)：脳性まひ児の家庭療育　原著第3版，医歯薬出版，1999.
   Summary　この一冊は，脳性麻痺児をもつ両親のために書かれているが，セラピスト，医師，看護師，教師にも役立つ手引き書である．

5) Dodd KJ, et al(著)，上杉雅之ほか(訳)：脳性麻痺のクリニカルリーズニングアプローチ　理学療法・作業療法　評価と治療，医歯薬出版，2011.
   Summary　この一冊は，脳性麻痺に対する評価と介入が症例報告によって展開されている医療従事者，医療学生向けの実践書である．

6) 斉藤秀之ほか(編)：筋緊張に挑む　筋緊張を深く理解し，治療技術をアップする！文光堂，2015.

Summary　臨床現場で筋緊張と対峙している多くのセラピストにとって，基礎的な筋緊張の理解を深めることのできる一冊である．

7) 鈴木恒彦：脳性麻痺児の臨床病態生理—痙縮およびジストニアへの治療—．作療ジャーナル，**54**(2)：110-115，2020.

8) 丸山仁司(編)：系統理学療法学　神経障害系理学療法学，医歯薬出版，2005.

9) 鎌倉矩子(編)，岩崎清隆(著)：発達障害と作業療法　[実践編]，三輪書店，2001.

10) 上杉雅之(監)，辛島千恵子(編)：イラストでわかる発達障害の作業療法，医歯薬出版，2016.

11) 松元秀次：最新のリハビリテーション—痙縮のマネジメント—．*Jpn J Rehabil Med*，**45**：591-597，2008.

12) 木野本誠：緊張調整パターン(Tone influencing patterns：T. I. P. s)，ボバースジャーナル，**34**(1)：88-92，2011.

13) 伊藤利之ほか(編)：ADLとその周辺　評価・指導・介護の実際　第2版，医学書院，2008.

好評書籍

病院と在宅をつなぐ
脳神経内科の摂食嚥下障害
―病態理解と専門職の視点―

編著 **野﨑 園子**

関西労災病院 神経内科・リハビリテーション科 部長

2018 年 10 月発行　B5 判　156 頁
定価 4,950 円（本体 4,500 円＋税）

「疾患ごとのわかりやすい病態解説＋13 の専門職の視点からの解説」
在宅医療における脳神経内科の患者の摂食嚥下障害への介入が丸わかり！さらに、Q&A
形式でより具体的な介入のコツとワザを解説しました。在宅医療に携わるすべての方に
お役立ていただける一冊です！

Contents

全日本病院出版会　〒113-0033　東京都文京区本郷 3-16-4　Tel:03-5689-5989
www.zenniti.com　Fax:03-5689-8030

MB Med Reha **No.261**：**19-25**, 2021

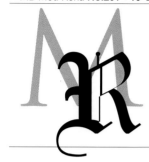

特集／痙縮の治療戦略

痙縮に対する電気刺激療法

中村潤二*1　庄本康治*2

Abstract　痙縮に対する物理療法には，電気刺激療法，温熱療法，振動刺激療法，体外衝撃波療法などがある．中でも電気刺激療法は多くの研究が進められている分野であり，エビデンスレベルの高い研究が数多く報告され，臨床でも多く使用されるようになってきている．電気刺激療法の適応となる疾患は，脳卒中，脊髄損傷，脳性麻痺や多発性硬化症など多岐にわたり，痙縮抑制の効果が報告されている．また単に痙縮を抑制するだけでなく，痙縮運動障害を改善させるために，電気刺激療法と運動療法を併用し，新たな動作戦略を獲得することが重要であると考えらえる．そこで本稿では痙縮に対する電気刺激療法について解説し，効果的に痙縮抑制のための適切な刺激方法について検討するとともに，運動療法との併用について紹介する．

Key words　物理療法(biophysical agents)，電気刺激療法(electrical stimulation therapy)，痙縮(spasticity)，痙縮運動障害(spastic movement disorders)

痙縮に対する電気刺激療法

痙縮に対する物理療法には電気刺激療法，振動刺激療法，体外衝撃波療法などがあり，中でも電気刺激療法は，研究報告が多く，臨床での使用頻度も高い．痙縮に対する電気刺激療法は，American Heart Association/American Stroke Association における脳卒中リハビリテーションのガイドラインでは"痙縮筋に実施する神経筋電気刺激や振動刺激などの物理的モダリティはリハビリテーション医療において一時的に痙縮を改善するのに妥当である可能性がある"として推奨されている[1]．脊髄損傷の痙縮に対する電気刺激，機能的電気刺激(functional electrical stimulation；FES)のシステマティック・レビューでは，23の研究のうち，15の研究で痙縮の症状が45～60%減少したとされ[2]，痙縮管理の補助的手段となる可能性がある．脳性麻痺においても電気刺激を用いることでの良好な報告がされており[3]，多様な疾患を対象に実施されている．

電気刺激による痙縮抑制のメカニズムは，刺激方法により異なる．痙縮筋の拮抗筋に対する電気刺激では相反抑制機構による抑制やシナプス前抑制が生じると考えられる．相反抑制は，拮抗筋の刺激による筋紡錘から発射されるインパルスは求心性Ⅰa神経線維を経由し，拮抗筋のα運動ニューロンを興奮させ，同じインパルスは抑制性介在ニューロンを介して拮抗筋のα運動ニューロンを相反性に抑制する．また痙縮筋からの相反性抑制を抑制することで拮抗筋の運動機能を促通できる可能性がある(**図1**)[4]．また痙縮筋自体への電気刺激では反回抑制(レンショウ抑制)による影響が考えられる．反回抑制は，ネガティブフィードバックを担っており，α運動ニューロンの軸索か

*1 Junji NAKAMURA，〒639-0218 奈良県北葛城郡上牧町ささゆり台3-2-2　西大和リハビリテーション病院リハビリテーション部，主任/畿央大学大学院健康科学研究科，客員研究員
*2 Koji SHOMOTO，畿央大学大学院健康科学研究科，教授

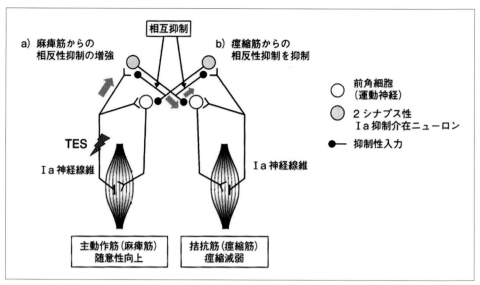

図 1. 治療的電気刺激（therapeutic electrical stimulation；TES）が
脊髄神経ネットワークに与える影響

（文献 4 より引用）

ら興奮性側枝を受け，抑制性の軸索を α 運動
ニューロンに送ることで，α 運動ニューロンの過
剰興奮を抑制する．

　脳卒中後の痙縮に対する電気刺激療法の効果を
調査したシステマティック・レビューでは，ばら
つきはあるものの，電気刺激療法は単独よりも何
らかの治療と併用したほうが効果的であるとされ
ており[5]，単に痙縮を抑制するだけでなく，痙縮
を抑制している際に運動療法などの他の治療と併
用することで運動機能の改善や動作の学習をはか
ることが重要である．また，痙縮の病態は上位運
動ニューロンの損傷によるシナプス前抑制や相反
抑制，post-activation depression の低下といった
反射性要因と，末梢の筋や腱などの軟部組織の線
維化や短縮，関節拘縮といった非反射性要因が混
在するとされる[6]．痙縮に介入する場合，各症例
の痙縮の病態推定を行い，反射性要因だけでな
く，非反射性要因への介入が必要な場合があり，
主に反射性要因に対する介入である電気刺激療法
だけでなく，運動療法や装具療法などと併用する
ことで非反射性要因に介入する必要がある．

電気刺激療法の刺激パラメータ

　電気刺激療法を行う際には，電気刺激の刺激時
間や周波数などの刺激パラメータを設定する必要

があり，刺激方法によって痙縮抑制の影響も異な
る．刺激時間に関して，慢性期脳卒中症例を対象
としたシステマティック・レビューでは，30 分以
上の電気刺激が下肢の痙縮を抑制する強いエビデ
ンスがあることを示している[7]．また Laddha ら
は，脳卒中患者の運動療法前の 30 分間，60 分間
の電気刺激が痙縮に与える影響を調査し，60 分間
のほうが効果量が大きく，有用である可能性を示
している[8]．これらのことから痙縮に対する電気
刺激は 30 分以上かつ長時間の実施が望ましい．

　刺激強度は，筋収縮を伴わない感覚閾値の強度
でも痙縮抑制の効果があるとされているが，
Wang らは，脳卒中患者において感覚閾値強度や
筋収縮を伴う強度と比較して，全関節可動域に渡
る運動が生じる高強度のほうが 2 週間後にも効果
が持続していたとしており[9]，高強度での実施が
望ましい可能性がある．しかし，高強度の電気刺
激では疼痛や不快感を伴い，運動課題によっては
併用しにくい場合もあるため，配慮が必要である．

　周波数に関しては，脳卒中患者の手関節掌屈筋
に 3 Hz の感覚閾値強度の刺激を 30 分間加えた
が，受動的トルクに変化はなく[10]，低い周波数で
は痙縮抑制の影響が少ない可能性がある．
Koyama らは，脳卒中患者の深腓骨神経領域への
電気刺激を行い，周波数を 50，100，200 Hz に設

定し，ヒラメ筋への相反抑制，シナプス前抑制への影響を調査している[11]．その結果，相反抑制はいずれの周波数でも変化がなかったが，200 Hz では他の周波数よりも有意にシナプス前抑制が増加した．しかし周波数を 200 Hz に設定しているエビデンスレベルの高い研究はみられないため，臨床的影響については不明である．Marcolino らのシステマティック・レビューでは，慢性期脳卒中患者に対して低い周波数(5 Hz，20 Hz)と高い周波数(100 Hz)の電気刺激では modified Ashoworth Scale(MAS)の軽減に有意な群間差がなかった[12]．しかし，この研究では 100 Hz によって痙縮抑制を示した研究が MAS を測定しておらず，メタアナリシスに含まれなかったため，条件間の比較が不十分である．適切な刺激周波数は明らかではないが，多くの研究で 100 Hz を用いて痙縮抑制を報告しており，100 Hz の刺激を用いても良いと考えられる．

電気刺激療法の持続効果に関して，Aydin らは，脊髄損傷患者の脛骨神経に対して，感覚閾値強度の電気刺激を 15 セッション実施し，1 セッションよりも 15 セッション後のほうが痙縮が抑制され，最終介入から 24 時間後も治療前と比較して，痙縮が抑制されたとしている[13]．また彼らは，経口バクロフェンと比較し，電気刺激と経口バクロフェンでは同等の痙縮抑制が得られたことを報告している．電気刺激療法は持続効果などの問題があるが，反復的に介入することで痙縮抑制の即時的効果や持続効果が高くなる可能性があり，一部の薬物療法の代替手段となる可能性がある．

電気刺激療法と運動療法の併用

電気刺激療法は他の治療と併用することが望ましく，Mills らは電気刺激は，運動療法のような能動的な治療と併用することが望ましいとしている[14]．電気刺激と運動との併用に関して，Yamaguchi らは，手関節屈曲運動に正中神経への感覚閾値強度の刺激を併用することで，皮質脊髄路の興奮性や相反抑制機構を増大させることを報告し

ており[15]，運動との併用による利点を示している．Ng らは，脳卒中患者を対象に感覚閾値の 2〜3 倍の強度の電気刺激を膝より末梢の経穴に 1 時間行った後に，1 時間の荷重練習や段差昇降，歩行練習などの課題指向型練習を 1 時間，20 セッション実施することで，痙縮が抑制され，足関節背屈トルク，歩行速度が増加し，4 週間後にも持続していたと報告している[16]．また，脳卒中患者における起立練習と 30 分間の腓骨神経への感覚閾値の電気刺激による併用介入では，痙縮や立位中の重心動揺距離が減少したことが報告されている[17]．痙縮が抑制されることで，足部の安定した接地が得られるとともに電気刺激による反復的な感覚入力が，多感覚統合に関する神経機構の機能向上に影響する可能性を示している．脳性麻痺に対しても筋力増強練習と電気刺激の併用によって，電気刺激単独よりも痙縮抑制の影響が高くなることを報告している[18]．

運動との併用に関して，FES は麻痺筋の筋収縮を電気刺激によって外的に生じさせ，その機能を再建，改善させ，歩行や上肢運動に併用されることが多い．片側性脳性麻痺児の足関節背屈筋に対する FES を日常生活において 1 日 1 時間，週 6 回，8 週間使用し，下肢装具の使用と比較した結果，腓腹筋の痙縮やバランス能力の有意な改善がみられている．6 週間後に痙縮は群間差がみられないものの，バランス能力の改善は群間差がみられていた[19]．また下垂足を呈した脳卒中患者を対象に，FES と通常の電気刺激を比較した研究では，6 週間後に FES 群のほうが痙縮や運動麻痺，歩行能力などの改善がみられている[20]．FES は歩行などの実動作練習と併用でき，痙縮の抑制といった機能障害の改善にとどまらず，活動制限の改善につながりやすい可能性がある．近年では，痙縮運動障害(spastic movement disorders)と臨床的に評価される安静時の痙縮は別のものとして考える必要性が示されている．痙縮運動障害は拮抗筋の著明な共収縮により選択的な筋活動を起こす能力の低下と特徴づけられる．従来，伸張反射

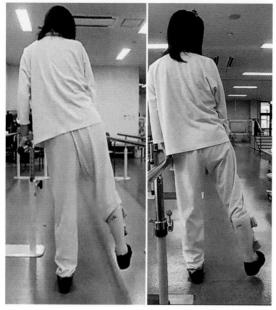

図 2. 股関節外転筋の FES 前後（B1 期前後）の
股関節外転運動

の過剰な興奮が影響していると考えられてきた
が，運動麻痺や筋力低下といった運動機能低下を
拮抗筋の共収縮によって関節や姿勢の安定させる
ことを目的とした適応である可能性が指摘されて
いる[21]．すなわち，運動機能低下の存在する症例
にとっての適切な代償戦略である可能性があり，
単に痙縮を抑制するだけでは動作の改善がみられ
ない場合もある．そのため，単に痙縮を抑制する
だけではなく，運動療法と併用し，運動機能自体
も高め，新たな動作戦略の獲得や代償戦略の適正
化を目指す必要がある．

股関節外転筋への FES

　脳性麻痺児の股関節内転筋の筋緊張を抑制する
ために，拮抗筋である股関節外転筋に電気刺激を
行いながら歩行練習を行った研究では，1 日に 15
分，3 セットを 7 日行うことで，股関節内転筋の
痙縮が抑制され，MAS，歩行速度や歩幅の改善が
みられている[22]．この研究では，2 分間の電気刺
激による即時的影響は乏しく，反復的に実施する
ことで，影響がみられている．股関節内転筋の筋
緊張亢進は，歩行や階段昇降などの動作に影響を
及ぼすことも少なくない．我々は予備的に脳卒中
症例 1 例の歩行練習に股関節外転筋への FES を併

用した際の影響をシングルケースデザインの
BAB デザインにて検討した．FES は，20 分間の
歩行練習中に麻痺側立脚期に合わせてハンドス
イッチにて行うというものであり，各期で10セッ
ションの介入を行ったところ，FES を併用した B
期，B2 期に股関節内転筋の MAS が 2 から 1 に減
少し，麻痺側股関節外転筋筋力や歩行速度，歩幅
の向上がみられた（図 2）．FES を撤回した A 期で
は MAS が 2 に戻る傾向がみられたが，外転筋力
や歩行速度は維持されていた．股関節外転筋への
FES は実施中の股関節内転筋の痙縮を抑制し，筋
力や歩行能力を向上させる可能性が示唆される．

電気刺激療法とストレッチングとの併用

　我々は脳卒中患者を対象に，電気刺激とスト
レッチングの併用による痙縮抑制について検討し
た[23]．下腿三頭筋の痙縮に対して，傾斜台上での
立位保持による持続的ストレッチングのみ，また
は総腓骨神経-前脛骨筋への電気刺激を併用した
（図 3）．介入はいずれも 10 分間とし，電気刺激
は，パルス持続時間 300 μsec，周波数 100 Hz で，
刺激強度は感覚閾値以上で筋収縮が出ない運動閾
値未満とした．併用後に MAS や他動的足関節背
屈角度に有意な減少がみられたが，24 時間後に
は，介入前に戻っており，持続効果はなかった．
MAS だけでなく，他動的足関節背屈角度の変化
がみられたことから，痙縮を抑制した状態でスト
レッチングを行うことで，痙縮の非反射性要因を
即時的に軽減させる可能性がある．また併用介入
後に足関節背屈の自動関節可動域が増加した症例
もみられ，痙縮が運動を阻害している症例では，
運動機能向上に影響する可能性がある（図 3）．し
かしこの症例の歩行は，痙縮運動障害様であり，
歩行の変化はみられなかった．単に痙縮を抑制す
るだけでは痙縮運動障害は改善しない場合もあ
る．脊髄損傷患者の痙縮に対する電気刺激の効果
を調査したシステマティック・レビューでは，筋
量の増加には効果があるが痙縮抑制には効果がな
いことを示しているが，研究によって結果が一貫

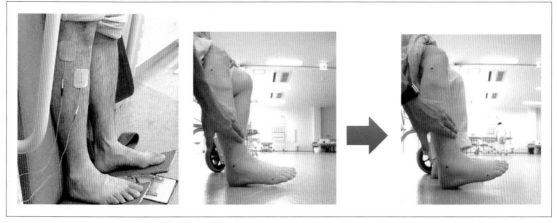

図 3. 下腿三頭筋へのストレッチングと電気刺激の併用

していおらず，歩行と併用した研究では痙縮が増加し，サイクリング運動との併用では減少していた[24]．電気刺激は，単に運動と併用をすれば良いというわけではなく，対象者の痙縮の病態や運動機能，電気刺激の種類や併用課題なども考慮した治療指針の決定が必要である．

FES ストレッチング

電気刺激とストレッチングの併用に関して，興味深い報告がある．生野らは，手関節掌屈筋の痙縮抑制を目的に電気刺激による手関節背屈運動を生じさせた状態で，徒手的に掌屈方向にストレッチングを行い，背屈筋に遠心性収縮を伴うストレッチング（遠心性ストレッチング）を行う方法について調査している（**図 4**）[25]．求心性収縮と比較して，遠心性収縮のほうが筋紡錘からの感覚入力が多いことが報告されており[26]，この感覚入力が屈筋群に対する相反抑制を増強させた結果，痙縮を抑制できる可能性を示している．症例数は少ないが，5 分間という短時間で MAS が 3.8±0.5 から 2.6±0.6 に軽減している（p＝0.062）．脊髄運動ニューロンの興奮性を反映する最大 H 反射と最大 M 波の比は症例によって変化が異なり，介入前の値が高いものほど，減少している．痙縮の病態は症例によって異なり，電気刺激による痙縮抑制は，脊髄運動ニューロンの興奮性が高い症例にみられる可能性がある．また本介入は，痙縮筋への直接的な電気刺激やストレッチングは行わずして痙縮を抑制するというものである．痙縮や拘縮

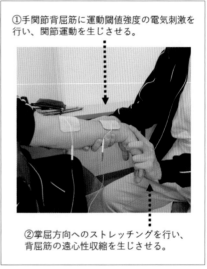

① 手関節背屈筋に運動閾値強度の電気刺激を行い、関節運動を生じさせる。

② 掌屈方向へのストレッチングを行い、背屈筋の遠心性収縮を生じさせる。

図 4. 手関節掌屈筋の痙縮抑制のための FES ストレッチング

が著しいものでは，伸張刺激自体が伸張反射を誘発してしまい，ストレッチングを行うことが難しい症例も存在するため，直接的に痙縮筋に対してアプローチせずして痙縮を抑制できる可能性があることは，臨床的にも有用であり，痙縮の病態に応じた介入の一手段となる．

おわりに

痙縮の治療では，痙縮の病態推定を行ったうえで，電気刺激方法を選択する．痙縮に対する最適な電気刺激パラメータや方法は明らかではないが，運動療法などの他の治療との併用が望ましい．また痙縮運動障害の改善を目指すのであれば，痙縮抑制のみでは不十分である可能性があ

り，電気刺激療法や運動療法によって運動機能の向上や代償戦略の適正化，新たな動作戦略を獲得する必要がある可能性がある．

文　献

1）Winstein CJ, et al：Guidelines for Adult Stroke Rehabilitation and Recovery：A Guideline for Healthcare Professionals from the American Heart Association/American Stroke Association. *Stroke*, **47**：e98-e169, 2016.
　Summary　脳卒中リハビリテーションにおけるガイドラインであり，必読すべき．

2）Bekhet AH, et al：The Effects of Electrical Stimulation Parameters in Managing Spasticity after Spinal Cord Injury：A Systematic Review. *Am J Phys Med Rehabil*, **98**：484-499, 2019.

3）Yildizgören MT, et al：Effects of neuromuscular electrical stimulation on the wrist and finger flexor spasticity and hand functions in cerebral palsy. *Pediatr Neurol*, **51**：360-364, 2014.

4）齊藤　慧，山口智史：電気刺激の応用．正門由久（編），リハビリテーションのための臨床神経生理学，pp. 51-59，中外医学社，2015.

5）Stein C, et al：Effects of Electrical Stimulation in Spastic Muscles After Stroke：Systematic Review and Meta-Analysis of Randomized Controlled Trials. *Stroke*, **46**：2197-2205, 2015.

6）Gracies JM：Pathophysiology of spastic paresis. Ⅱ：Emergency of muscle overactivity. *Muscle Nerve*, **31**：552-571, 2005.

7）Mahmood, A et al：Effect of Transcutaneous Electrical Nerve Stimulation on Spasticity in Adults With Stroke：A Systematic Review and Meta-analysis. *Arch Phys Med Rehabil*, **100**：751-768, 2019.

8）Laddha D, et al：Effect of Transcutaneous Electrical Nerve Stimulation on Plantar Flexor Muscle Spasticity and Walking Speed in Stroke Patients. *Physiother Res Int*, **21**：247-256, 2016.

9）Wang YH, et al：Full-movement neuromuscular electrical stimulation improves plantar flexor spasticity and ankle active dorsiflexion in stroke patients：A randomized controlled study. *Clin Rehabil*, **30**：577-586, 2016.

10）Peres ASC, et al：Can somatosensory electrical stimulation relieve spasticity in post-stroke patients? A TMS pilot study. *Biomed Tech*, **63**：501-506, 2018.

11）Koyama S, et al：Modulation of spinal inhibitory reflexes depends on the frequency of transcutaneous electrical nerve stimulation in spastic stroke survivors. *Somatosens Mot Res*, **33**：8-15, 2016.

12）Marcolino MAZ, et al：Effects of transcutaneous electrical nerve stimulation alone or as additional therapy on chronic post-stroke spasticity：systematic review and meta-analysis of randomized controlled trials. *Disabil Rehabil*, **42**：623-635, 2020.

13）Aydin G, et al：Transcutaneous electrical nerve stimulation versus baclofen in spasticity：clinical and electromyophysiologic comparison. *Am J Med Rehabil*, **84**：584-592, 2005.

14）Mills PB, et al：Transcutaneous Electrical Nerve Stimulation for Management of Limb Spasticity：A Systematic Review. *Am J Phys Med Rehabil*, **95**：309-318, 2016.

15）Yamaguchi T, et al：Real-time changes in corticospinal excitability during voluntary contraction with concurrent electrical stimulation. *PLoS One*, **7**：e46122, 2012.

16）Ng SM, et al：Transcutaneous electrical nerve stimulation combined with task-related training improves lower limb functions in subjects with chronic stroke. *Stroke*, **38**：2953-2959, 2007.

17）Jung KS, et al：Effects of sit-to-stand training combined with transcutaneous electrical stimulation on spasticity, muscle strength and balance ability in patients with stroke：A randomized controlled study. *Gait Posture*, **54**：183-187, 2017.

18）Qi YC, et al：Therapeutic Effect Evaluation of Neuromuscular Electrical Stimulation With or Without Strengthening Exercise on Spastic Cerebral Palsy. *Clin Pediatr*(*Phila*), **57**：580-583, 2018.

19）Pool D, et al：The orthotic and therapeutic effects following daily community applied functional electrical stimulation in children with unilateral spastic cerebral palsy：A randomised controlled trial. *BMC Pediatr*, **15**：1-10, 2015.

20）Freeha S, et al：Effectiveness of Functional Electrical Stimulation(FES)versus Conventional Electrical Stimulation in Gait Rehabilitation of Patients with Stroke. *J Coll Physicians Surg Pak*, **27**：703-706, 2017.

21）Nielsen JB, et al：Spastic movement disorder： should we forget hyperexcitable stretch reflexes and start talking about inappropriate prediction of sensory consequences of movement? *Exp Brain Res*, **238**：1627-1636, 2020.
Summary 痙縮と痙縮運動障害は異なるという可能性について示している.

22）Al-Abdulwahab SS, et al：Neuromuscular electrical stimulation of the gluteus medius improves the gait of children with cerebral palsy. *Neuro-Rehabilitation*, **24**：209-217, 2009.

23）中村潤二ほか：脳卒中片麻痺患者の痙縮に対する

ストレッチングと電気刺激の併用治療の効果の検討：予備的研究. 奈良理学療法学, **5**：11-14, 2013.

24）Thomaz SR, et al：Effect of electrical stimulation on muscle atrophy and spasticity in patients with spinal cord injury—a systematic review with meta-analysis. *Spinal Cord*, **57**：258-266, 2019.

25）生野公貴ほか：脳卒中後の屈筋群優位な上肢緊張肢位を改善させる新たな電気刺激方法の考案. LIFE 講演概要集(CD-ROM), **2016**：136-137, 2016.

26）Knikou M：The H-reflex as a probe：Pathways and pitfalls. *J Neurosci Methods*, **171**：1-12, 2008.

Monthly Book MEDICAL REHABILITATION

2020年7月増刊号 No.250

最新増刊号

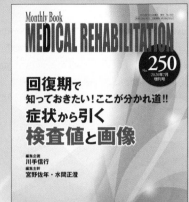

回復期で
知っておきたい！ここが分かれ道!!
症状から引く
検査値と画像

回復期リハビリテーション病棟でよく経験する24の症状・病状がこの一冊に！行える検査や治療が限られている回復期リハビリテーション病棟では、どのような状況の場合に急性期病棟に転院させたらいいのか？今回、本書では症状ごとに、診察の視点、検査の選択、転院への決断のポイントを詳述！回復期リハビリテーション病棟で必ずお役に立てていただける一冊です！

編 集 川手信行（昭和大学教授）
定価 5,500円（本体 5,000円＋税）

目次

全日本病院出版会　〒113-0033 東京都文京区本郷 3-16-4　Tel:03-5689-5989
www.zenniti.com　Fax:03-5689-8030

MB Med Reha **No.261**：27-34, 2021

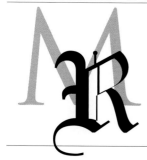

特集／痙縮の治療戦略

痙縮に対する内服薬

菊地尚久*

Abstract　筋弛緩薬は骨格筋弛緩作用を有する薬物の総称であるが，作用機序が全く異なる薬物が含まれることに注意が必要である．その作用機序から中枢神経に作用して効果を示す中枢性筋弛緩薬と，骨格筋自体に作用して効果を発揮する末梢性筋弛緩薬に大別される．中枢性筋弛緩薬は脊髄・脳幹における単/多シナプス反射の抑制，筋紡錘の感度低下，γ運動ニューロン活性低下などを通して骨格筋の痙縮を抑制する．代表的な薬剤ではクロルフェネジンカルバミン酸エステル，エペリゾン塩酸塩，アフロクアロン，チザニジン塩酸塩，バクロフェンがあり，痙縮の程度により使い分ける．末梢性筋弛緩薬には筋小胞体からのCaイオン放出を抑制し，骨格筋の興奮収縮連関を抑制するダントロレンナトリウム水和物がある．中枢性の筋弛緩薬で十分な効果が得られなかった場合には併用することが望ましい．また，相互作用，副作用などで使用不可の場合にはこちらの選択をする．

Key words　痙縮(spasticity)，筋弛緩薬(muscle relaxant)，脳卒中(stroke)，脊髄損傷(spinal cord injury)，脳性麻痺(cerebral palsy)

はじめに

　痙縮は脳性麻痺，脳卒中，脳外傷，脊髄損傷，多発性硬化症など様々な中枢神経疾患に生じる．痙縮の治療に関しては物理療法や装具療法も含めたリハビリテーション治療，ボツリヌス療法，髄注バクロフェン持続投与療法(ITB療法)，軟部組織解離，腱延長などの整形外科的手術，脳性麻痺児に対する選択的後根切除術，選択的末梢神経縮小術などがある．その中で筋弛緩薬の内服投与は単独で十分な効果を示すことは少ないものの，痙縮に対する基本的な治療であり，また他の治療法を選択できない状況での治療法となる．本稿では痙縮に対する内服薬の作用，小児・成人に対する投与量，副作用，相互作用などを紹介する．

内服で用いる筋弛緩薬の基本的な作用

　筋弛緩薬は骨格筋弛緩作用を有する薬物の総称であるが，作用機序が異なる薬物が含まれることに注意が必要である．その作用機序からは中枢神経に作用して効果を示す中枢性筋弛緩薬と，骨格筋自体に作用して効果を発揮する末梢性筋弛緩薬に大別される．

　中枢性筋弛緩薬は脊髄・脳幹における単/多シナプス反射の抑制，筋紡錘の感度低下，γ運動ニューロン活性低下などを通して骨格筋の痙縮を抑制する．

　末梢性筋弛緩薬には筋小胞体からのCaイオン放出を抑制し，骨格筋の興奮収縮連関を抑制する薬物がある．

* Naohisa KIKUCHI，〒266-0005　千葉県千葉市緑区誉田町1-42-5　千葉県千葉リハビリテーションセンターリハビリテーション科，センター長

表 1. 中枢性筋弛緩薬

薬剤名	主な投与量	主な副作用	臨床成績	薬理効果
クロルフェネジンカルバミン酸エステル	1回 250 mg 1日3回	腹痛 消化不良 発疹 嘔気	腰背痛症 68.3% 変形性脊椎症 57.5% 脊椎分離・辷り症 58.9% 頚肩腕症候群 60.4%	・脊髄の多シナプス反射経路における介在ニューロンを選択的に遮断する ・運動ニューロンの興奮性をシナプスの膜安定化作用により低下させる
エペリゾン塩酸塩	1回 50 mg 1錠 1日3回	調査なし	痙性麻痺に対する一般臨床試験および二重盲検試験により有用性あり	・単シナプス性ならびに多シナプス性反射電位をほぼ同程度に抑制 ・γ系を介して筋紡錘の感度を緩和随意運動を円滑にする
アフロクアロン	1回 20 mg 1錠 1日3回	発疹 脱力感 ふらつき・めまい 眠気	脳血管障害，頚部脊椎症などに伴う痙性麻痺に対し，有用性あり	脊髄から上位の中枢にかけての広範囲の部位に作用して，筋緊張亢進状態を緩解させる
チザニジン塩酸塩	1回 1 mg 1日3回	眠気 口渇 脱力感 倦怠感 めまい・ふらつき	脳血管障害，痙性脊髄麻痺など痙性麻痺に対する本剤の有効率は 35.6%，「やや有効」以上を含めると 81.0%	中枢性のアドレナリンα2作動効果を有し，脊髄および脊髄上位中枢に作用して，固縮緩解作用，脊髄反射抑制作用などの筋緊張緩和作用を有する
バクロフェン	成人 1日標準 30 mg 4～6歳：1日 5～15 mg 7～11歳：1日 5～20 mg 12～15歳：1日 5～25 mg	眠気 脱力感 悪心 食欲不振 ふらつき めまい	脳血管障害，脳性麻痺，脊髄損傷などにおいて一般臨床試験で有効性あり	脊髄の単シナプスおよび多シナプス両反射に対し選択的な抑制作用を示す上丘-下丘間除脳固縮（γ-固縮）および貧血性除脳固縮（α-固縮）の両固縮に対し用量依存性の抑制作用あり

中枢性筋弛緩薬（表 1）

　最も強い効果を示すのはバクロフェンであり，これ以外の薬は比較的弱い作用を示す．痙縮の程度により，選択すると良い．

1．クロルフェネジンカルバミン酸エステル

1）効能・効果

　運動器疾患に伴う有痛性痙縮に対する効果がある．対象疾患は腰背痛症，変形性脊椎症，椎間板ヘルニア，脊椎分離・辷り症，脊椎骨粗鬆症，頚肩腕症候群である．

2）用法・用量

　通常，成人にはクロルフェネジンカルバミン酸エステルとして 1回 250 mg を 1日3回経口投与する．小児などに対する安全性は確立していない

3）併用注意

　a）フェノチアジン系薬剤：相互に作用を増強することがあるので，用量を調節するなど注意する．

　b）中枢神経抑制剤（バルビツール酸誘導体な

ど）：相互に作用を増強することがあるので，用量を調節するなど注意する．

　c）モノアミン酸化酵素阻害剤：相互に作用を増強することがあるので，用量を調節するなど注意する．

　d）アルコール（飲酒を含む）

4）副作用など発現状況

　総症例 16,400 例中，391 例（2.38%）433 件の副作用が認められた．その主なものは，腹痛 109 件，消化不良 63 件，発疹 46 件，嘔気 45 件であった．

5）臨床成績

　腰背痛症は 68.3%，変形性脊椎症は 57.5%，脊椎分離・辷り症は 58.9%，頚肩腕症候群は 60.4%と報告されている[1]．

6）薬効薬理

　ネコの脊髄後根電気刺激実験において，本剤は脊髄の多シナプス反射経路における介在ニューロンを選択的に遮断し，神経インパルスの伝達を抑制することにより，骨格筋の痙縮を緩解させる[2]．ラットの脊髄に対して，運動ニューロンの軸索起

始部の興奮性を，シナプスの膜安定化作用により低下させ，筋弛緩作用を示す[3]．腰部痛，肩凝りを主訴とする患者に本剤を投与し，客観的な評価が可能な筋緊張度測定器により筋緊張度を測定した結果，緊張度の明らかな低下が認められた[4]．

2．エペリゾン塩酸塩

1）効能・効果

頚肩腕症候群，肩関節周囲炎，腰痛症による筋緊張状態の改善と下記疾患による痙性麻痺である［脳血管障害，痙性脊髄麻痺，頚部脊椎症，術後後遺症（脳・脊髄腫瘍を含む），外傷後遺症（脊髄損傷，頭部外傷），筋萎縮性側索硬化症，脳性小児麻痺，脊髄小脳変性症，脊髄血管障害，スモン（SMON），その他の脳脊髄疾患］．

2）用法・用量

a）錠 50 mg：通常成人には 1 日量として 3 錠を 3 回に分けて食後に経口投与する．

b）顆粒 10%：通常成人には 1 日量として 1.5 g を 3 回に分けて食後に経口投与する．小児に対する安全性は確立していない（使用経験が少ない）．

3）臨床成績

脳血管障害，痙性脊髄麻痺，頚部脊椎症などによる痙性麻痺に対する一般臨床試験および二重盲検試験によって本剤の有用性が認められている．また，痙性麻痺例にみられる，つっぱり，こわばりに対する改善率はそれぞれ 42.3%（197/466），45.1%（174/386）であった[5]．

4）薬効薬理

a）骨格筋の緊張亢進：ラットにおける丘間切断除脳固縮（γ-固縮）および虚血性除脳固縮（α-固縮）を用量依存的に抑制する[6]．脊髄ネコにおいて後根刺激による単シナプス性ならびに多シナプス性反射電位をほぼ同程度に抑制する[6]．本薬は動物においてγ運動ニューロン自発発射を抑制するが，筋紡錘には直接作用しないことが確認されているので，γ系を介して筋紡錘の感度を緩和する[7]．

b）随意運動を円滑にする：脳卒中患者などの痙性麻痺例に用い，Cybex のトルク曲線および筋電図の改善がみられ，痙縮筋の筋力を低下することなく上下肢の伸展・屈曲動作を滑らかにするなど，随意運動を円滑にする[8]．

3．アフロクアロン

1）効能・効果

頚肩腕症候群，腰痛症における筋緊張状態の改善．下記疾患による痙性麻痺の改善［脳血管障害，脳性麻痺，痙性脊髄麻痺，脊髄血管障害，頚部脊椎症，後縦靱帯骨化症，多発性硬化症，筋萎縮性側索硬化症，脊髄小脳変性症，外傷後遺症（脊髄損傷，頭部外傷），術後後遺症（脳・脊髄腫瘍を含む），その他の脳脊髄疾患］

2）用法・用量

アフロクアロンとして，通常成人 1 日量 60 mg（3 錠）を 3 回に分けて経口投与する．小児などに対する安全性は確立していない．

3）副作用など発現状況

総症例 15,884 例中，副作用が報告されたのは 413 例（2.6%）で，主な副作用は発疹 0.40%，脱力感 0.33%，ふらつき・めまい 0.32%，眠気 0.29% であった．

4）臨床成績

全国 70 施設で，475 例について実施された 2 種の二重盲検比較試験を含む臨床試験の結果，脳血管障害，頚部脊椎症などの神経疾患に伴う痙性麻痺に対し，有用性が認められている．

5）薬効薬理

脊髄から上位の中枢にかけての広範囲の部位に作用して，筋緊張亢進状態を緩解させる．

a）筋弛緩作用：マウスに対する筋弛緩作用は，回転棒法，懸垂法および傾斜板法により，トルペリゾン塩酸塩の約 10 倍の作用を持つことが認められている．

b）実験的固縮緩解作用：ラット除脳固縮（γ-固縮）および虚血性除脳固縮（α-固縮）に対する緩解作用 ED50（経口投与）は，それぞれ 17.2 および 25.7 mg/kg である．特にγ-線維系に対する選択性が高い[9]．

4．チザニジン塩酸塩

1）効能・効果

頚肩腕症候群，腰痛症による筋緊張状態の改善．下記疾患による痙性麻痺の改善［脳血管障害，痙性脊髄麻痺，頚部脊椎症，脳性（小児）麻痺，外傷後遺症（脊髄損傷，頭部外傷），脊髄小脳変性症，多発性硬化症，筋萎縮性側索硬化症］

2）用法・用量

通常成人には，チザニジン塩酸塩として1日3 mg（錠剤の場合3錠，顆粒剤の場合1.5 g）より投与を始め，効果をみながら1日6〜9 mg（錠剤の場合6〜9錠，顆粒剤の場合3〜4.5 g）まで漸増し，1日3回に分けて食後に経口投与する．低出生体重児，新生児，乳児または幼児に対する安全性は確立していない．

3）相互作用

本剤は主として肝代謝酵素チトクローム P450（CYP）1A2で代謝されるので，本酵素の活性に影響を与える薬剤を併用する場合には注意すること．特にCYP1A2を阻害する薬剤との併用により，本剤の血中濃度が上昇する可能性がある．また，CYP1A2を誘導する薬剤との併用により，本剤の血中濃度が低下する可能性がある．

4）併用禁忌

フルボキサミン，シプロフロキサシンの併用により，CYP1A2を阻害し，本剤の血中濃度を上昇させるので，AUCがそれぞれ33倍，10倍に上昇したとの報告がある．臨床症状として，著しい血圧低下，傾眠，めまいおよび精神運動能力の低下などが現れることがあるので併用しない．

5）副作用など発現状況

総例14,627例中何らかの副作用が報告されたのは770例（5.3%）であった．主な副作用は，眠気318件（2.2%），口渇133件（0.9%），脱力感101件（0.7%），倦怠感94件（0.6%），めまい・ふらつき63件（0.4%），胃部不快感42件（0.3%），悪心33件（0.2%），食欲不振28件（0.2%），腹痛27件（0.2%），発疹26件（0.2%），ALT（GPT）上昇27件（0.2%），AST（GOT）上昇23件（0.2%）であった．

6）臨床成績

二重盲検比較試験を含む痙性麻痺828例における本剤の臨床試験成績の概要は次のとおりである．脳血管障害，痙性脊髄麻痺などの種々の脳性・脊髄性疾患に伴う痙性麻痺に対する本剤の有効率は35.6%（223/627）で，「やや有効」以上を含めると81.0%であった[10]．投与維持量は6〜9 mg/日が大部分であった．また，痙性麻痺患者を対とした二重盲検比較試験において，本剤の有用性が確認された[11]．

7）薬効薬理

チザニジン塩酸塩は中枢性のアドレナリン $\alpha2$ 作動効果を有し，脊髄および脊髄上位中枢に作用して，固縮緩解作用，脊髄反射抑制作用などの筋緊張緩和作用を有する．

a）行動薬理学的検討：一般行動（サル），斜面法（マウス）および回転円筒法（マウス）などにおける行動観察により本剤の筋弛緩作用が認められる．

b）実験的固縮緩解作用：骨格筋の異常緊張モデルである貧血性除脳固縮（α-固縮）および上丘・下丘間除脳固縮（γ-固縮）を緩解する（ラット）．

c）脊髄反射抑制作用：脊髄後根刺激による多シナプス反射電位を抑制するが，単シナプス反射電位を抑制する作用は弱い（ラット，ネコ）．また，多シナプス反射の1つである脚の交差性伸展反射を抑制する（ヒヨコ）．

d）γ-運動ニューロンに対する抑制：筋紡錘を直接に抑制しないが，脊髄からのγ運動ニューロンを抑制して二次的に筋紡錘の感度を低下する（ラット）．

5．バクロフェン

1）効能・効果

下記疾患による痙性麻痺の改善［脳血管障害，脳性（小児）麻痺，痙性脊髄麻痺，脊髄血管障害，頚部脊椎症，後縦靱帯骨化症，多発性硬化症，筋萎縮性側索硬化症，脊髄小脳変性症，外傷後遺症（脊髄損傷，頭部外傷），術後後遺症（脳・脊髄腫瘍を含む），その他の脳性疾患，その他のミエロパ

チー]

2）用法・用量

a）成　人：通常成人には初回量として1日バクロフェン5～15 mgを1～3回に分け食後経口投与し，以後患者の症状を観察しながら標準用量に達するまで2～3日毎に1日5～10 mgずつ増量する．標準用量は1日30 mgであるが，患者の本剤に対する反応には個人差があるため，年齢，症状に応じて適宜増減する．

b）小　児：小児には初回量として1日バクロフェン5 mgを1～2回に分け食後に経口投与し，以後患者の症状を観察しながら標準用量に達するまで，2～3日毎に1日5 mgずつ増量する．てんかんおよびその既往歴のある患児では発作を誘発するおそれがあるので慎重に投与する．標準用量：4～6歳：1日5～15 mgを2～3回に分けて食後に経口投与する．7～11歳：1日5～20 mgを2～3回に分けて食後に経口投与する．12～15歳：1日5～25 mgを2～3回に分けて食後に経口投与する．

3）重要な基本的注意

a）本剤の長期連用中に投与を急に中止すると幻覚，せん妄，錯乱，興奮状態，痙攣発作などが発現したとの報告があるので，投与を中止する場合は，用量を徐々に減量するなど慎重に行う．

b）眠気などを催すことがあるので，本剤投与中の患者には自動車の運転など，危険を伴う機械の操作には従事させないように注意する．

c）本剤投与中の患者において，バクロフェン髄注（ギャバロン髄注）による治療を行う場合には，患者の状態を慎重に観察しながら，髄注による治療開始前または治療開始後の適切な時期に本剤の減量または漸次中止を試みる．ただし，急激な減量または中止を避ける．

4）併用注意

a）血圧降下剤：本剤は血圧降下作用を有するため，血圧降下作用を増強するおそれがある．

b）中枢神経抑制剤（催眠鎮静剤，抗不安剤，麻酔剤など），アルコール：中枢神経抑制作用を有するため，中枢神経抑制作用を増強するおそれがある．

c）オピオイド系鎮痛剤（モルヒネなど）：低血圧あるいは呼吸困難などの副作用を増強するおそれがある．

5）副作用

総症例6,592例中905例（13.7%）に副作用が認められ，主な副作用は眠気184件（2.8%），脱力感144件（2.2%），悪心100件（1.5%），食欲不振68件（1.0%），ふらつき67件（1.0%），めまい50件（0.8%），頭痛・頭重46件（0.7%）などであった．

6）臨床成績

一般臨床試験において，効果判定を5段階評価（著明改善，中等度改善，軽度改善，不変，悪化）した場合の疾患別痙性麻痺における改善度は次の通りである．

a）脳血管障害：調査例数121，著明改善：4（3.3%），中等度改善以上：24（19.8%），軽度改善以上：82（67.8%）．

b）脳性麻痺：調査例数134，著明改善：10（7.5%），中等度改善以上：34（25.4%），軽度改善以上：73（54.5%）．

c）痙性脊髄麻痺：調査例数54，著明改善：2（3.7%），中等度改善以上：22（40.7%），軽度改善以上：44（81.5%）．

d）脊髄血管障害：調査例数12，著明改善：1（8.3%），中等度改善以上：3（25.0%），軽度改善以上：9（75.0%）．

e）頸部脊椎症：調査例数34，著明改善：3（8.8%），中等度改善以上：8（23.5%），軽度改善以上：25（73.5%）．

f）後縦靱帯骨化症：調査例数20，著明改善：0（0%），中等度改善以上：4（20.0%），軽度改善以上：13（65.0%）．

g）多発性硬化症：調査例数13，著明改善：0（0%），中等度改善以上：5（38.5%），軽度改善以上：8（61.5%）．

h）筋萎縮性側索硬化症：調査例数7，著明改善：0（0%），中等度改善以上：0（0%），軽度改善

表 2. 末梢性筋弛緩薬

薬剤名	主な投与量	主な副作用	臨床成績	薬理効果
ダントロレンナトリウム水和物	1日最大 150 mg まで 1日3回	脱力感 全身倦怠感 ふらふら感	脳血管障害後遺症 51.1% 脳性麻痺 31.9% 外傷後遺症 35.9%	骨格筋の興奮–収縮連関に直接作用. 筋小胞体からカルシウムイオンの遊離を抑え, トロポニンに結合するカルシウムイオンを減少させる.

以上：2(28.6%).

i）脊髄小脳変性症：調査例数 4, 著明改善：0(0%), 中等度改善以上：1(25.0%), 軽度改善以上：1(25.0%).

j）外傷後遺症：調査例数 151, 著明改善：10(6.6%), 中等度改善以上：47(31.1%), 軽度改善以上：97(64.2%).

k）術後後遺症：調査例数 42, 著明改善：4(9.5%), 中等度改善以上：14(33.3%), 軽度改善以上：34(81.0%).

l）その他の脳性疾患：調査例数 17, 著明改善：2(11.8%), 中等度改善以上：7(41.2%), 軽度改善以上：10(58.8%).

m）その他のミエロパチー：調査例数 55, 著明改善：0(0%), 中等度改善以上：10(18.2%), 軽度改善以上：27(49.1%).

他覚的観察では痙縮およびクローヌスの改善度がやや高く, 自覚症状では, こわばり感, つっぱり感および歩行の改善度がやや高い. また, 二重盲検比較試験において本剤の有用性が認められている.

7）薬効薬理

バクロフェンは神経筋接合部ならびに筋紡錘に影響を及ぼさない用量で脊髄の単シナプスおよび多シナプス両反射に対し選択的な抑制作用を示し, 実験的固縮モデルについての実験では, 上丘–下丘間除脳固縮(γ-固縮)および貧血性除脳固縮(α-固縮)の両固縮に対し用量依存性の抑制作用が認められている.

a）行動観察：動物実験において行動観察, 握力試験, 回転棒試験で明らかな筋弛緩作用が認められている[12].

b）脊髄機能に及ぼす影響：バクロフェンは単シナプス反射, 多シナプス反射をともに抑制するが, 単シナプス反射に対しより強い抑制作用が認められている[12]. 前根自発発射の用量依存性の抑制, 前根の過分極, 興奮性シナプス後電位(EPSP)の抑制, 後根反射の抑制および後根終末の過分極作用が認められている[13].

c）γ運動ニューロンに及ぼす影響：γ運動ニューロン自発発射の強い持続的な抑制作用[12]および耳介機械刺激誘発発射の軽度抑制作用が認められている.

d）固縮に対する作用：動物実験で上丘–下丘間除脳固縮, 貧血性除脳固縮の両固縮モデルに対し用量依存性の抑制作用が認められている.

末梢性筋弛緩薬（表 2）

中枢性の筋弛緩薬で十分な効果が得られなかった場合には併用することが望ましい. また, 相互作用, 副作用などで使用不可の場合には, こちらの選択をすると良い.

1．ダントロレンナトリウム水和物

1）効能・効果

下記疾患に伴う痙性麻痺(脳血管障害後遺症, 脳性麻痺, 外傷後遺症(頭部外傷, 脊髄損傷), 頚部脊椎症, 後縦靱帯骨化症, 脊髄小脳変性症, 痙性脊髄麻痺, 脊髄炎, 脊髄症, 筋萎縮性側索硬化症, 多発性硬化症, スモン(SMON), 潜水病)の改善.

2）用法・用量

通常, 成人にはダントロレンナトリウム水和物として1日1回 25 mg より投与を始め, 1週毎に 25 mg ずつ増量し(1日2〜3回に分割投与)維持量を決定する. ただし, 1日最高投与量は 150 mg とし3回に分割投与する. 低出生体重児, 新生児, 乳児, 幼児または小児に対する安全性は確立していない.

3）副作用など発現状況

痙性麻痺および全身こむら返り病の使用成績調

査では計5,877例中，副作用発現症例（臨床検査値異常を含む）は，879例（15.0%），1,415件であった．そのうち主なものは，脱力感，全身倦怠感，ふらふら感などであった．

4）臨床成績

脳血管障害後遺症51.1%（97/190），脳性麻痺31.9%（29/91），外傷後遺症（頭部外傷，脊髄損傷）35.9%（23/64），頚部脊椎症45.0%（9/20），後縦靱帯骨化症75.0%（3/4），脊髄小脳変性症58.3%（7/12），痙性脊髄麻痺41.2%（21/51），脊髄炎60.0%（6/10），痙性麻痺：脊髄症50.0%（5/10），筋萎縮性側索硬化症36.4%（4/11），多発性硬化症35.5%（11/31），スモン（SMON）30.0%（3/10），潜水病80.0%（4/5）.

5）薬効薬理

a）筋弛緩作用および協調運動失調作用：マウスにおいて，モルヒネによる挙尾反応に対する抑制作用より筋弛緩作用を，また，回転棒滞留試験より協調運動失調作用を検討したところ，ダントロレンナトリウム水和物はクロルジアゼポキシド，ジアゼパム，ツボクラリンなどに比し，より選択的に筋弛緩作用を発揮することが示された[14]．

b）骨格筋に対する作用：ウシガエル長指伸筋標本およびラット横隔膜神経標本の単収縮に対し強い抑制作用が認められた[15]．

c）作用部位：骨格筋の興奮-収縮連関に直接作用することが，種々の実験により証明されており，この興奮-収縮連関のどの部位に作用するかについては，筋小胞体からカルシウムイオンが遊離する機構を抑え，トロポニンに結合するカルシウムイオンを減少させることが示唆され，特にT-システムから筋小胞体に信号が伝達される場がダントロレンナトリウム水和物の主作用部位と推定されている[16]．

文 献

1）広畑和志ほか：骨格筋弛緩剤クロルフェネシンカルバメートの臨床的研究（第1報）―整形外科的筋緊張性疼痛疾患に対する予備的検討．診療と新薬，**13**：2663-2668，1976.

2）Matthews RJ, et al：The pharmacology of chlorphenesin carbamate, a centrally active muscle relaxant. *Arch Int Pharmacodyn Ther*, **143**：574-594, 1963.

3）Kurachi M, et al：Effect of a muscle relaxant, chlorphenesin carbamate, on the spinal neurons of rats. *Jpn J Pharmacol*, **36**：7-13, 1984.

4）桜井　実：Chlorphenesincarbamate の筋緊張亢進の症状に対する緩解作用について―腰痛，肩凝りに対する臨床的治療経験．診療と新薬，**13**：2645-2652，1976.

5）東儀英夫ほか：主として脳血管障害にもとづく痙性麻痺に対する E-0646 の臨床効果 漸増法による placebo を対照とした比較検討．診療と新薬，**19**：2073-2096，1982.

6）小林逸郎：長期投与時の塩酸エペリゾン（E-0646）の痙性麻痺例に対する有効性および安全性．診療と新薬，**19**：1493-1505，1982.

7）間野忠明ほか：ヒトの筋紡錘求心性発射に及ぼす筋弛緩剤 E. M. P. P. の作用について微小神経電図による解析．脳と神経，**33**：237-241，1981.

8）渡辺誠介ほか：中枢性筋弛緩剤の臨床神経生理学的検討．臨牀と研究，**58**：1610-1616，1981.

9）Ochiai T, et al：Pharmacological studies on 6-amino-2-fluoromethyl-3-(O-tolyl)-4(3H)-quinazolinone(afloqualone), a new centrally acting muscle relaxant.(II)Effects on the spinal reflex potential and the rigidity. *Jpn J Pharmacol*, **32**：427-438, 1982.

10）黒岩義五郎ほか：脳性および脊髄性痙性麻痺に対するチザニジンの臨床的検討 多施設による共同研究．臨牀と研究，**62**：3295-3303，1985.

11）篠原幸人ほか：チザニジンの痙縮に対する臨床的検討．臨床成人病，**16**：591-598，1986.

12）福田英臣ほか：β-(P-Chlorophenyl)-γ-aminobutyricacid(baclofen)に関する薬理学的研究-特に運動系に対する作用．応用薬理，**13**：611-626，1977.

13）Davidoff RA, et al：The effects of Lioresal on synaptic activity in the isolated spinal cord. *Neurology*, **24**：957-963, 1974.

14）Ellis KO, et al：Mechanism of control of skeletal-muscle contraction by dantrolene sodium. *Arch Phys Med Rehabil*, **55**：362-369, 1974.

15）福田英臣ほか：骨格筋弛緩薬 Dantrolenesodium

の運動系に対する作用. 応用薬理, **14**：503-514, 1977.

16）Takauji M, et al：Effect of dantrolene sodium on excitation-contraction coupling in frog skeletal muscle. *Jpn J Physiol*, **25**：747-745, 1975.

MB Med Reha **No.261**：35-43, 2021

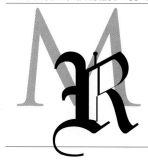

特集／痙縮の治療戦略

痙縮に対する神経ブロック(ボツリヌス療法など)

原　貴敏[*1]　安保雅博[*2]

Abstract　痙縮に対する神経ブロックとして，主にボツリヌス(BoNT-A)療法とフェノールやエタノールなどの神経破壊剤を用いた治療法が臨床で使用されており，幅広い痙縮を生じる疾患に適応されている．どちらも痙縮に対する治療として高いエビデンスレベルにあり，痙縮の改善のみならず，関節可動域の拡大，ADL の向上にも有効であるとされている．また，リハビリテーションや多職種連携による包括的なリハビリテーションプログラムを併用することは，更なる機能改善が期待できる可能性が示唆されている．超音波検査などを用いて筋の線維化の程度を確認することは，治療効果に関与する可能性があり，経時的な筋の形態学的評価を実施した更なる検討が必要である．神経ブロックは痙縮の治療のみならず，機能向上を目指したリハビリテーション手法の一要素と捉え，その効果を最大限に発揮する方法を模索し，「隠された随意的運動機能」を引き出す手法をいかに構築していくかが必要である．

Key words　A 型ボツリヌス毒素(botulinum toxin A)，神経ブロック(nerve block)，筋電図(electromyography；EMG)，超音波検査(ultrasonography；US)，神経筋電気刺激装置(electrical stimulation；ES)

はじめに

　痙縮に対する神経ブロックとして，主にボツリヌス療法や神経破壊剤を用いる方法がある．これらは，脳卒中，脳性麻痺，脊髄損傷，多発性硬化症など様々な疾患の痙縮治療に適応されている[1]．ボツリヌス療法は，脳卒中治療ガイドライン 2015 では関節可動域制限に対する治療として推奨され(グレード A[行うよう強く勧められる])に，脳性麻痺リハビリテーションガイドラインでは，上下肢の痙縮，筋緊張，関節可動域(ROM)において有益な効果を発揮するとして推奨されている(グレード A[行うよう強く勧められる])．一方で，後述するフェノールブロックは，脳卒中では痙縮による内反尖足に対して有効でありグレード

B[行うよう勧められる]とされ，脳性麻痺では痙縮，筋緊張，ROM を改善するとしてグレード B[行うよう勧められる]とされている．一方 The American Academy of Neurology(ANN)では，ボツリヌス療法は成人の痙縮に対する治療では，痙縮，関節可動域，清潔，疼痛に関して ClassA[行うように勧められる]として推奨され，脳性麻痺に対しても，痙縮，関節可動域，歩行能力に関して ClassA[行うように勧められる]として推奨されている[2]．痙縮の治療として有効性が示されているこれらの神経ブロックを痙縮のマネージメントのみならず，日々の臨床場面にどう生かし，機能改善や ADL の改善につなげるかが重要である．本稿では，痙縮に対する神経ブロックの基本的内容から最近のトピックに関して述べる．

[*1] Takatoshi HARA，〒 102-8798 東京都千代田区富士見 2-14-23　東京逓信病院リハビリテーション科／東京慈恵会医科大学リハビリテーション医学講座
[*2] Masahiro ABO，東京慈恵会医科大学リハビリテーション医学講座，主任教授

表 1. 代表的な痙縮により生じる上下肢の姿勢
　　パターンと施注対象筋

痙縮による肢位	対象筋
肩関節内転	大胸筋，肩甲下筋
肘関節屈曲	上腕二頭筋，上腕筋，腕橈骨筋
手関節掌屈	橈側手根屈筋，尺側手根屈筋
手指屈曲	浅指屈筋，深指屈筋，虫様筋
母指屈曲内転	長母指屈筋，短母指屈筋，母指内転筋，母指対立筋
股関節内転	長内転筋，大内転筋，薄筋
股関節屈曲	腸腰筋
膝関節屈曲	大腿二頭筋，半腱様筋，半膜様筋
内反尖足	後脛骨筋，前脛骨筋，腓腹筋，ヒラメ筋
母趾過伸展	長母趾伸筋
鷲爪様趾	長趾屈筋，長母趾屈筋

ボツリヌス(BoNT-A)療法

1．ボツリヌス毒素の作用機序

　ボツリヌス療法で用いられるボツリヌス毒素はA～G型の7型の抗原に分類されており，痙縮に対する治療ではA型毒素製剤(BoNT-A)を用いる．ボツリヌス毒素の作用機序は，末梢の運動神経の神経筋接合部においてアセチルコリンの放出を抑制することで神経筋伝達を阻害し，筋弛緩作用を示す．筋弛緩作用は2，3日で出現し，3～4か月持続するとされている．2～3か月経過した頃から阻害された神経は，軸索の発芽を生じることによって筋線維上に新たな神経終板を形成するようになる．加えてBoNT-Aによって阻害されていた神経終板の機能も回復するようになり，BoNT-Aの作用は消退する．これによりBoNT-Aは可逆的効果を示す．BoNT-Aは施注筋にのみ限定的に効果を発揮し，その効果は用量依存性である．

2．BoNT-Aの適応と治療エビデンス

　本邦では，2009年に小児脳性麻痺における下肢痙縮に伴う尖足，2010年に上肢および下肢痙縮への適応が承認された．現在，OnabotulinumtoxinA，AbobotulinumtoxinA，IncobotulinumtoxinAの3つの薬剤が主流となっており，2016年のANNのガイドラインによると，上肢痙縮においてはすべての薬剤でLevel A[行うように勧めら

れる]に推奨され，下肢痙縮においては，OnabotulinumtoxinA，AbobotulinumtoxinAがLevel A[行うように勧められる]に推奨されている[3]．IncobotulinumtoxinAに関しては，下肢に対する有効性の報告が近年されており，今後他の2剤と同等の推奨レベルになるものと思われる[4]．筋への施注に関して痙縮により生じる肢位，痙縮の程度，生活動作などから，施注筋を選択する(表1)．本邦における上限は上肢400 U，下肢300 U，上下肢合計400 Uとされている．上肢に対する上限は以前の240 Uから400 Uに増量された．これは増量による痙縮の改善，Disability Assessment Scale(DAS)の向上が治験の結果から認められたことによる[5]．この上限用量の拡大は単に上肢への投与量の増大に限らないと考える．例えば，表1にあるように，肩関節内転，肘関節屈曲，手関節掌屈，手指屈曲，母指屈曲内転の改善のために，施注筋を選択し，1筋肉当たり25 U施注しようとすると容易に240 Uを超えてしまう．また，以前は上下肢合計360 Uであったため，上肢に上限240 Uを使用し，同時に下肢に施注しようとすると，120 Uしか残らない．特に脳卒中患者の多くは，上下肢の痙縮を伴っているため，この用量の拡大は配分に柔軟性が構築され，上下肢機能の向上に向けた包括的なマネジメントの発展に寄与するものといえる．

3．施注技術

　施注に関しては，主に解剖学的ランドマーク，筋電図(EMG)・神経筋電気刺激装置(ES)，超音波エコー装置(US)を用いる方法がある．各々の利点と欠点を表2にまとめた．筆者は臨床場面でUSガイドでの施注を推奨している．例えば図1に示す通り下腿外側における筋の評価では，患者ごとに皮下脂肪の厚さ，腓腹筋の厚さ，エコーの輝度は様々である．そのため，筋の形態評価と同時に，施注がリアルタイムに把握できるUSガイド下での施注は正確性が高いと考える．過去の脳卒中患者を対象とした報告では，EMG・ESもしくはUSを用いることが正確性と痙縮の改善度の観

表 2. 施注方法別でみた利点と欠点

	解剖学的 ランドマーク	筋電図(EMG) 神経筋電気刺激装置(ES)	超音波装置(US)
利点	・簡便 ・施注時間が短い	・解剖学ランドマークより 正確性が高い	・解剖学ランドマークより正確性が高い ・EMGと比較して非侵襲的 ・血管や神経を避けて投与できる ・施注の様子をリアルタイムに確認できる
欠点	・精度・正確性	・時間がかかる ・同一コンパートメント内のその他の筋活動と混同する可能性がある ・EMG：難易度が高い 　　　患者への負担大	・習得までに時間を要する ・1人での手技は困難を要する

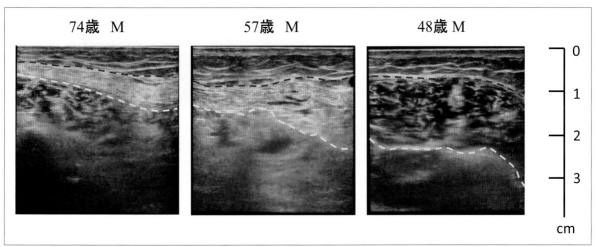

図 1. 下腿外側の超音波エコー横断図
患者ごとに皮下脂肪の厚さ, 腓腹筋の厚さ, エコーの輝度が異なることがわかる.

点から有効であると示唆されている[6)~8)]. 最終的には, 臨床的に施注肢位の確保や施注における患者の負担軽減などから各筋ごとに施注方法を選択するのが望ましいと考えられる. また痙縮の増悪は, 筋の線維化を生じるとされており, 線維化が高度であればあるほど, BoNT-Aの効果は減弱することが報告されており, 線維化の程度は治療効果に関与する可能性が示唆されている[9)]. そのため, USを用いて筋のエラストグラフィを測定し, より詳細な筋評価を行うことも有効かもしれない. 図2は, 左上下肢痙縮患者の両下腿三頭筋内側のエコー像である. 右内側と比較して, 左内側に高度な線維化が生じていることがわかる. BoNT-Aの効果とともに筋の形態学的な評価を実施する報告がなされており, 今後の発展が期待される分野である[10)11)].

その他の神経ブロック

その他の神経ブロックとして神経破壊剤であるフェノールやエタノールが用いられる[12)13)]. これらを使用した神経ブロックの歴史は古く, 1960年代から報告がされている. 作用機序は神経線維に蛋白の変性を介して線維化を起こすとともに, 神経組織に炎症を引き起こし神経自体を破壊するとされている. 効果は早期に発現し, 神経変性は不可逆的である. しかし一部神経は再生し, 軸索の発芽が起こるため効果は可逆的であり, 持続期間は2~36か月である. BoNT-A療法では90日以上の投与間隔をあける必要があるが, これらの神経ブロックの場合には, 90日以内の再投与も可能である. 広範囲に痙縮を認める場合や, 標的筋が大きな場合には, 有効とされており, 特にはさみ

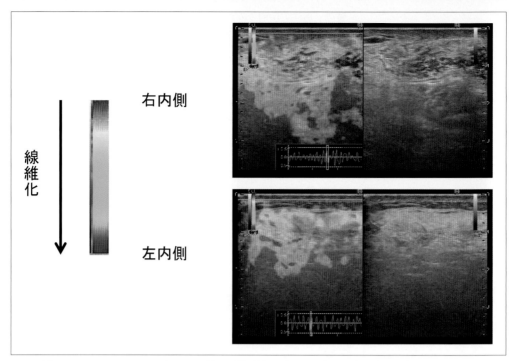

図 2. エラストグラフィを用いた筋の形態学的評価：57 歳，男性，左上下肢痙縮の一例
左下腿三頭筋内側の腓腹筋・ヒラメ筋に高度な線維化を認める.

表 3. フェノール，エタノールブロックにおける利点・欠点

利　点	欠　点
BoNT-A 療法に比して安価	至適濃度や施注量の明確な規準がない
効果の即効性	感覚神経障害
可動域制限に対する治療の促進	施注部位の瘢痕化や肉芽形成，筋の線維化
針による侵襲回数の少なさ	施注に伴う不快感
広範囲な痙縮領域・筋に有効	随意運動の減少
3 か月以内の再投与が可能	手技は BoNT-A 療法より高度

足の症例には閉鎖神経ブロックが良い適応とされている[14]．主な欠点として，神経自体を破壊するため，標的とした神経のみに効果を限局させることは難しく，周囲の組織も影響を受ける．特に感覚神経が障害された場合，疼痛や異常感覚を生じる可能性がある．フェノール，エタノールブロックにおける利点・欠点を表 3 にまとめた.

施注は，運動点ブロックや超音波エコーガイドが選択される．BoNT-A 療法と同様であるが，近年では超音波エコーガイドが汎用されつつある．特に，筋肉内における針先の到達や周囲組織との位置関係をリアルタイムに確認でき，薬液の注入の際にその広がりを観察できるため，安全性と確実性を高めることができる．いくつかの過去の報告によると，超音波エコーガイドを使用した際の閉鎖神経ブロックの成功率は 93〜100％であったとされている[15].

神経破壊剤は市販されておらず，個々の病院の規則から臨床上使用するのが難しいこと，至適濃度や施注量の明確な規準がないことから，近年では使用する施設が減少している．そのため，文献的検索によると，その多くが小規模な後ろ向き研究や，観察研究，症例報告である．Karri らは 185人を対象とした後ろ向き研究で，最も施注された神経は 35.8％で閉鎖神経，27％でハムストリング，大内転筋への坐骨神経枝で，副作用は，痛み

（4.0％），腫脹・炎症（2.7％）などであったとしている[16].

重要な副作用として持続的・慢性的な疼痛が持続する可能性があり，治療選択には，十分なインフォームドコンセントが必要である．その一方で，難治性の痙縮に対して神経破壊剤は，最終的な治療法の一つであり，施注後の他動的運動により拘縮の改善や予防に有効であるとされている[17)18)]．このことから，さらなるエビデンスが求められ，BoNT-A 療法との比較や，他の痙縮治療との比較，費用対効果などの研究が必要である．

疾患からみたエビデンス

1．脳性麻痺（Cerebral Palsy；CP）

CP に対する BoNT-A 療法とフェノールブロックとの比較に関しては，BoNT-A 群で自動運動の関節可動域，Gross Motor Function Measure（GMFM），歩行能力の改善における有意性が報告されている[19)20)]．BoNT-A 療法の上肢に対する systematic review では，15 本の randomized controlled trials（RCT）の研究から，痙縮とコスメティックに有効であると結論づけている[21)]．そして，スプリントや作業療法を組み合わせた目的指向型の包括的リハビリテーションプログラムを組み合わせることが重要である[22)]．下肢に関しては，31 本の RCT の研究から，限定的な効果であるが痙縮の軽減，可動域の改善，歩行評価の改善に有効であるとされている[23)]．しかし，GMFM の改善に関しては否定的であり，足関節の拘縮に対する治療では casting との比較における有効性はなかったとしている．その他の報告として頻回の BoNT-A 投与は有効であるが，初回から 2 回までの投与がより大きな改善があること，理学療法，casting やレジスタンストレーニングとの併用は BoNT-A 単独投与群と比較して，短期的な痙縮の改善と自動・他動関節可動域の改善が認められたとしている[24)25)]．これらの結果から，痙縮の軽減は明らかであるが，臨床場面において求められる機能の改善に関して十分なエビデンスレベルにな

いことがいえる．加えて，上記の BoNT-A 療法における有効性に否定的見解もある．Multani らは，以下の理由から，CP に対する BoNT-A 療法の一連のプログラムを再考する必要性を示唆している[22)]．1 点目は足関節尖足に対する BoNT-A 療法の有用性は，CP 特有の股関節，膝関節の筋緊張や痙縮により相殺されてしまう可能性があり，12 か月に一度の施注と 4 か月に一度の施注による足関節可動域の改善には有意な差がないこと[26)27)]．2 点目は BoNT-A 療法の効果は短期的であり，6 歳以降では歩行の改善に関する有効性が認められないこと．3 点目に，BoNT-A の施注が筋の萎縮を生じ，これによる線維化が拘縮の増悪に関与する可能性があり，頻回の投与は骨格筋の形態と機能の障害が蓄積される可能性である．特に長期的な視点からみると，CP に対する尖足は外科的治療が必要になる可能性があり，一時的に外科的手術の時期を遅らせるという効果は臨床的に意見の分かれるところである．線維化の可能性に関しては，脳卒中患者と同様に形態学的な評価の必要性があると考えられる．また CP の病態から経時的な変化を観察する必要性があるが，これらに関する報告は少ないのが現状である．施注後の筋の回復の程度に個人差がある可能性があることを考慮すると，前述の歩行訓練，バランス訓練，ストレッチを組み合わせたレジスタンストレーニングは施注筋の痙縮の増大なしに，線維化の予防と筋力の改善に有効である可能性が考えられるため，今後更なる研究が必要である[25)]．

2．脳卒中

痙縮の改善が認められたことにより，「痙縮に隠された能動的運動機能」をいかに引き出すのかがキーポイントである．ANN による前述のガイドラインによると，上肢痙縮に対する BoNT-A 療法の RCT のうち，機能障害の改善を二次的アウトカムとし検証した報告は多数認めたが，機能障害の改善を主要アウトカムとしている研究は 1 件だけであったとのことである[2)]．一方で，下肢に関する報告では，Foley らによる RCT（全 8 件）

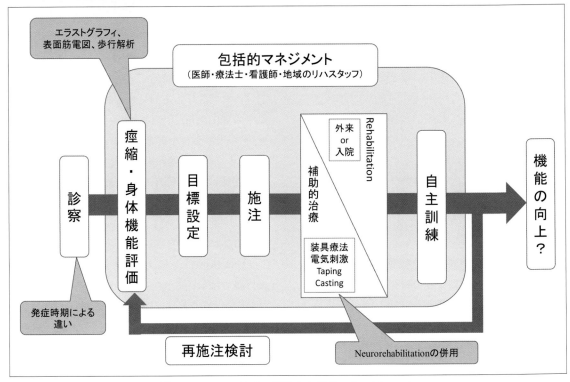

図 3. BoNT-A 治療に関連した施注マネージメント

における歩行速度について検証した systematic review で，歩行速度は 0.044 m/s 増加し，effect size は 0.193（95%CI 0.033-0.353）であったとしている[28]．そのため，BoNT-A 療法による痙縮の改善を機能の改善に結びつけるには，積極的リハビリテーション導入の必要性が示唆されている．我々の研究グループでは，入院による多職種連携包括的リハビリテーションプログラムを作成し，集中的リハビリテーションを提供することで，痙縮の改善のみならず，上肢機能，下肢機能の改善が認められることを報告している[29]．加えて，頻回のプログラム導入により，下肢に関しては歩行能力の維持のみならず，装具の変更が可能となり，装具使用者の内 33.3%で最終的に装具の脱却に成功した[30]．興味深いことは，この装具脱却者のすべてが前方歩行パターンであったことである．つまり，痙縮の治療に限らず，脳卒中患者の麻痺の改善にはいかに通常歩行に近づけるかが，重要であることを裏付けるものであった．また，先の US を用いて下腿の筋の線維化を，Heckmatt Scale を用いて分類し，痙縮と下肢機能の評価をしたところ，集中的リハビリテーションを導入す

ることで，すべての群で痙縮の改善を認めるが，線維化が高度であればあるほど，歩行機能の改善が小さいことがわかった[31]．これらのことから，BoNT-A 療法の効果を引き出すためには，リハビリテーションの併用が不可欠であり，加えて頻回の実施による痙縮の変化，上下肢機能の変化，ADL の変化，筋の形態学的な変化を経時的にモニターすることで，長期的な機能の向上・維持をはかることができると考えている．

　機能向上を目的としたリハビリテーションの併用と補助的治療の併用に関する systematic review では，26 本の論文が抽出され，リハビリテーション，電気刺激・機能的電気刺激，ロボット，taping や casing，CI 療法が導入されていた[32]．しかし上肢に関しては 2 本，下肢に関しては 7 本が control 群と比較して有意な改善があったと報告するのみで，その効果は限定的なものであり，更なる研究が必要である．

　その他のトピックとして，脳卒中後の痙縮は発症早期より認めるとされているが，海外の報告では，上肢においては，発症から 4～6 週以内の低用量 BoNT-A，もしくは発症から平均 7 週以内に

BoNT-A を投与して，MAS の減少を認め，上肢機能の向上につなげようとする研究もある[33)34)]．下肢においては，発症3か月以内に尖足を呈した52名に対して行ったRCTにて，MAS の減少を認め，24週まで持続していたとの報告がある[35)]．よって発症6か月以内に生じてしまった痙縮に対しても，BoNT-A 療法は治療選択肢の一つになると考える．

これらを踏まえて，脳卒中後上下肢痙縮に対する一連の施注マネージメントに関して図3にまとめた．

3．脊髄損傷

2015年に報告されたLui らの，脊髄損傷患者が50%以上対象となった痙縮に対する神経ブロックに関する systematic review によると，BoNT-A 療法は9本，フェノール・アルコールブロックによる論文は10本であった[36)]．研究デザインは介入研究，観察研究や症例報告であり，症例対照研究は1つもなかった．BoNT-A 療法ではすべての研究で，MAS の1ポイント以上の減少を認めたが，必ずしも機能の向上に至っていなかったとしている．フェノール・アルコールブロックについても同様に，痙縮の減少を認め，いくつかの報告では疼痛の緩和があったとされている．またその持続期間は，最大で6か月であったとしている．BoNT-A 療法，フェノール・アルコールブロックともに，いくつかの歩行能力の向上を報告しているが，下肢近位筋への施注に関しては，筋緊張の低下による歩行能力の悪化や，長期的な ADL の低下が懸念されるため，投与には慎重を要するとしている．脊髄損傷患者における痙縮のパターンは，脳卒中患者の片麻痺によって生じる痙縮と異なり，extensor spasm, flexor withdrawal spasm や clonus などの脊髄損傷に特有の痙縮がみられる[37)]．そのため，脊髄損傷患者に対しては，個々の機能残存パターンを考慮しながら神経ブロックの実施を計画することが重要であると考えられる．

今後の展望

ここ数年の傾向では，フェノールブロックに関する論文に比して，BoNT-A 療法に関する論文が圧倒的に多い．これは，フェノールブロックの歴史が古く確立された治療であること，BoNT-A 療法のほうが簡便で汎用性が高いこと，加えて既存のリハビリテーションや近年話題の neurorehabilitaion との併用が実施しやすいことでエビデンスの積み重ねが行われているからであると考える．そのような背景の中で，痙縮に対する神経ブロックは，機能向上を目的としたリハビリテーション手法の一要素であるといえる．この効果を最大限に発揮する方法の確立が，現状求められている．

文　献

1) Esquenazi A, et al：International consensus statement for the use of botulinum toxin treatment in adults and children with neurological impairments—introduction. *Eur J Neurol*, **17**：1-8, 2010.

2) Simpson DM, et al：Therapeutics and Technology Assessment Subcommittee of the American Academy of Neurology. Assessment：Botulinum neurotoxin for the treatment of spasticity（an evidence-based review）：report of the Therapeutics and Technology Assessment Subcommittee of the American Academy of Neurology. *Neurology*, **70**：1691-1698, 2008.

3) Simpson DM, et al：Practice guideline update summary：Botulinum neurotoxin for the treatment of blepharospasm, cervical dystonia, adult spasticity, and headache：Report of the Guideline Development Subcommittee of the American Academy of Neurology. *Neurology*, **86**：1818-1826, 2016.

4) Bensmail D, et al：Efficacy of incobotulinumtoxinA for the treatment of adult lower-limb post-stroke spasticity, including pes equinovarus. *Ann Phys Rehabil Med*, **12**：30074-30079, 2020.

5) Abo M, et al：Efficacy and Safety of Onabotu-

linumtoxinA 400 Units in Patients with Post-Stroke Upper Limb Spasticity：Final Report of a Randomized, Double-Blind, Placebo-Controlled Trial with an Open-Label Extension Phase. *Toxins*(*Basel*), **12**：127, 2020.

6）Picelli A, et al：Accuracy of botulinum toxin type A injection into the forearm muscles of chronic stroke patients with spastic flexed wrist and clenched fist：manual needle placement evaluated using ultrasonography. *J Rehabil Med*, **46**：1042-1045, 2014.

7）Picelli A, et al：Botulinum toxin injection into the forearm muscles for wrist and fingers spastic overactivity in adults with chronic stroke：a randomized controlled trial comparing three injection techniques. *Clin Rehabil*, **28**：232-242, 2014.

8）Santamato A, et al：Can botulinum toxin type A injection technique influence the clinical outcome of patients with post-stroke upper limb spasticity? A randomized controlled trial comparing manual needle placement and ultrasound-guided injection techniques. *J Neurol Sci*, **347**：39-43, 2014.

9）Picelli A, et al：Is spastic muscle echo intensity related to the response to botulinum toxin type A in patients with stroke? A cohort study. *Arch Phys Med Rehabil*, **93**：1253-1258, 2012.
　Summary 脳卒中後下肢痙縮により生じた筋の線維化・痙縮の程度とBoNT-Aの効果を検証した報告.

10）Aşkın A, et al：Strain sonoelastographic evaluation of biceps muscle intrinsic stiffness after botulinum toxin-A injection. *Top Stroke Rehabil*, **24**：12-17, 2012.

11）Gao J, et al：Ultrasound Elastography to Assess Botulinum Toxin A Treatment for Post-stroke Spasticity：A Feasibility Study. *Ultrasound Med Biol*, **45**：1094-1102, 2019.

12）Khalili AA, et al：Management of spasticity by selective peripheral nerve block with dilute phenol solutions in clinical rehabilitation. *Arch Phys Med Rehabil*, **45**：513-519, 1964.

13）Kong KH, et al：Neurolysis of the musclocutaneous nerve with alcohol to treat poststroke elbow flexor spasticity. *Arch Phys Med Rehabil*, **80**：1234-1236, 1990.

14）Lam K, et al：Ultrasound and electrical stimulator-guided obturator nerve block with phenol in the treatment of hip adductor spasticity in long-term care patients：a randomized, triple blind, placebo controlled study. *J Am Med Dir Assoc*, **16**：238-246, 2015.

15）Yoshida T, et al：Ultrasound-Guided Obturator Nerve Block：A Focused Review on Anatomy and Updated Techniques. *Biomed Res Int*, **2017**：7023750, 2017.

16）Karri J, et al：Practice patterns for spasticity management with phenol neurolysis. *J Rehabil Med*, **49**：482-488, 2017.

17）D'Souza RS, et al：Phenol Nerve Block. StatPearls, Treasure Island(FL)：StatPearls Publishing, 2020.

18）Botte MJ, et al：Treatment of acquired muscle spasticity using phenol peripheral nerve blocks. *Orthopedics*, **18**：151-159, 1995.

19）Gonnade N, et al：Phenol Versus Botulinum Toxin A Injection in Ambulatory Cerebral Palsy Spastic Diplegia：A Comparative Study. *J Pediatr Neurosci*, **12**：338-343, 2017.

20）Wong AM, et al：Clinical effects of botulinum toxin A and phenol block on gait in children with cerebral palsy. *Am J Phys Med Rehabil*, **83**：284-291, 2004.

21）Farag SM, et al：Botulinum Toxin A Injection in Treatment of Upper Limb Spasticity in Children with Cerebral Palsy：A Systematic Review of Randomized Controlled Trials. *JBJS Rev*, **8**：e0119, 2020.

22）Multani I, et al：Botulinum Toxin in the Management of Children with Cerebral Palsy. *Paediatr Drugs*, **21**：261-281, 2019.
　Summary 脳性麻痺の痙縮に関するBoNT-A療法の総説.

23）Blumetti FC, et al：Botulinum toxin type A in the treatment of lower limb spasticity in children with cerebral palsy. *Cochrane Database Syst Rev*, **10**：CD001408, 2019.

24）Kahraman A, et al：Should botulinum toxin A injections be repeated in children with cerebral palsy? A systematic review. *Dev Med Child Neurol*, **58**：910-917, 2016.

25）Mathevon L, et al：Adjunct therapies to improve outcomes after botulinum toxin injection in children：A systematic review. *Ann Phys Rehabil Med*, **62**：283-290, 2019.

26）Kanovský P, et al：Long-term efficacy and tolerability of 4-monthly versus yearly botulinum toxin type A treatment for lower-limb spasticity in children with cerebral palsy. *Dev Med Child Neurol*, **51**：436-445, 2009.

27）Hastings-Ison T, et al：Injection frequency of botulinum toxin A for spastic equinus：a randomized clinical trial. *Dev Med Child Neurol*, **58**：750-757, 2016.

28）Foley N, et al：Does the treatment of spastic equinovarus deformity following stroke with botulinum toxin increase gait velocity? A systematic review and meta-analysis. *Eur J Neurol*, **17**：1419-1427, 2010.

29）Hara T, et al：Effects of botulinum toxin A therapy and multidisciplinary rehabilitation on upper and lower limb spasticity in post-stroke patients. *Int J Neurosci*, **127**：469-478, 2017.

30）Hara T, et al：The Effect of Repeated Botulinum Toxin A Therapy Combined with Intensive Rehabilitation on Lower Limb Spasticity in Post-Stroke Patients. *Toxins*（*Basel*）, **10**：349, 2018.

31）Hara T, et al：Effects of botulinum toxin A therapy and multidisciplinary rehabilitation on lower limb spasticity classified by spastic muscle echo intensity in post-stroke patients. *Int J*

Neurosci, **128**：412-420, 2018.

32）Hara T, et al：Botulinum Toxin Therapy Combined with Rehabilitation for Stroke：A Systematic Review of Effect on Motor Function. *Toxins* （*Basel*）, **11**：707, 2019.
Summary 脳卒中後上下肢痙縮に対する BoNT-A とリハビリテーションやその他の併用療法に関する systematic review.

33）Hesse S, et al：An early botulinum toxin A treatment in subacute stroke patients may prevent a disabling finger flexor stiffness six months later：a randomized controlled trial. *Clin Rehabil*, **26**：237-245, 2012.

34）Rosales RL, et al：Botulinum toxin injection for hypertonicity of the upper extremity within 12 weeks after stroke：a randomized controlled trial. *Neurorehabil Neural Repair*, **26**：812-821, 2012.

35）Fietzek UM, et al：Early botulinum toxin treatment for spastic pes equinovarus—a randomized double-blind placebo-controlled study. *Eur J Neurol*, **21**：1089-1095, 2014.

36）Lui J, et al：Chemodenervation for treatment of limb spasticity following spinal cord injury：a systematic review. *Spinal Cord*, **53**：252-264, 2015.

37）Little JW, et al：Lower extremity manifestations of spasticity in chronic spinal cord injury. *Am J Phys Med Rehabil*, **68**：32-36, 1989.

MONTHLY BOOK
MEDICAL REHABILITATION

好評増大号

これでナットク！
摂食嚥下機能評価のコツ

No.240
2019年9月
増大号

編集/青柳陽一郎（藤田医科大学准教授）

定価 4,400 円（本体 4,000 円＋税）

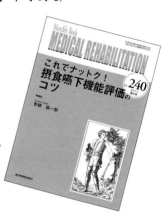

治療は評価なくしては成り立たない。

問診、スクリーニング、栄養評価から機器を用いた評価まで
摂食嚥下に関連するあらゆる評価法を網羅！ 実際の評価を
踏まえたケーススタディも付いた充実の内容となっております。
これから嚥下臨床に携わろうと思っている方から、
もう一度嚥下機能評価を勉強したい方にもオススメです。
ぜひ臨床のおともにこの一冊！

目 次

（株）全日本病院出版会

各誌目次がご覧いただけます！
www.zenniti.com

〒 113-0033　東京都文京区本郷 3-16-4　　電話(03)5689-5989　　FAX(03)5689-8030

MB Med Reha **No.261** ： **45-51**, 2021

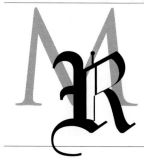

特集／痙縮の治療戦略

痙縮に対する rTMS（反復性経頭蓋磁気刺激）

久保　仁[*1]　角田　亘[*2]

Abstract　痙縮の存在は麻痺の増強，痛みをもたらし，随意運動を困難にする．したがって，痙縮を治療することは，運動障害の軽減や痛みの管理を可能にする．痙縮に対する治療としては従来通りの徒手的方法が基本だが，痙縮が重度となると従来の徒手的アプローチのみでは改善させることが困難である．これを打破する方法として，末梢においては痙縮筋に対するボツリヌス治療，中枢では経頭蓋磁気刺激（transcranial magnetic stimulation；TMS）／反復性経頭蓋磁気刺激（repetitive transcranial magnetic stimulation；rTMS）が注目されている．TMS は，頭皮上に設置したコイルに通電することで磁場の変化を生じさせ，その変化が脳表に渦電流を生成する．渦電流の刺激頻度を変えることで，脳機能の促進・抑制を行う．すなわち損傷側半球の促通，非損傷側の抑制（半球間抑制の軽減）を行い，痙縮の軽減に寄与する方法である．つまり末梢に対して最上位の本質的な治療である．

Key words　経頭蓋磁気刺激（transcranial magnetic stimulation），反復性経頭蓋磁気刺激（repetitive transcranial magnetic stimulation），非侵襲的脳刺激（non-invasive brain stimulation；NIBS），痙縮（spasticity），上位運動ニューロン徴候（upper motor neuron signs），投射線維（projection fiber）

はじめに

　痙縮は，随意運動を困難にする原因の１つである．動きの不自然さや疼痛のため，ADL，QOL の低下をきたす．そのため，痙縮に対するアプローチが重要になってくる．また，痙縮が重度になると徒手的なアプローチのみでは改善が困難になる[1]．一方，経頭蓋磁気刺激（transcranial magnetic stimulation；TMS）は非侵襲的脳刺激（non-invasive brain stimulation；NIBS）の一つであり，脳機能を非侵襲的に促進・抑制できる特徴がある．この特徴を用いて痙縮の要因の一つである上位運動ニューロンの活動性を調整することが可能となる．これにより上位中枢と脊髄前角細胞の情報伝達がスムーズになり，脊髄前角細胞の過剰な興奮性の軽減とそれに伴う筋紡錘感受性の軽減が抗痙縮作用につながっていると考えられている[1]．この作用を利用し痙縮を軽減することが，リハビリテーションを円滑に進めることにつながる．また TMS に先立ってボツリヌス治療を行うことで，抗痙縮作用が増強される．誘発筋電図（F 波，H 波）は，痙縮の病態生理および TMS の効果の理解に有用である[2]．

TMS 総論[3]

1．原　理（図1）

　TMS の最初の報告は，1985 年である．円形コイルで発生させた磁場を一次運動野（M1）に作用

[*1] Jin KUBO，〒 272-0827 千葉県市川市国府台 6-1-14　国際医療福祉大学市川病院リハビリテーション科，部長・病院准教授
[*2] Wataru KAKUDA，同大学医学部リハビリテーション医学講座，主任教授

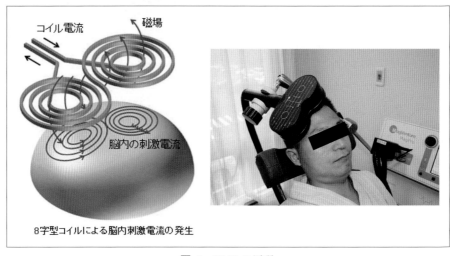

図 1. TMS の原理
最終的に脳機能に影響するのは脳表の渦電流である

させ，運動誘発電位(motor evoked potential；MEP)を記録した．これは，Faraday の電磁誘導の法則に基づいている．コイル平面に対して垂直方向に磁場が生じ，これが皮質に達する．この磁場の変化が皮質表層にコイル平面と平行に渦電流を発生させる．最終的に皮質に影響するのは，渦電流である．

2．刺激頻度[3]

連続的に TMS を適用する(rTMS)と皮質の機能変化を起こす，つまり可塑性に影響する．機能変化に影響する因子には，刺激の部位・頻度・強度・回数がある．特に刺激頻度によって影響が異なり(5 Hz 以上：高頻度，1 Hz 以下：低頻度)，高頻度 rTMS は神経活動を亢進，低頻度 rTMS は抑制する．rTMS の皮質興奮性への影響(neuro-modulation)の機序は，シナプスにおける伝達効率の変化が考えられている．シナプス効率が増加する場合は long-term potentiation(LTP)，効率が低下する場合は long-term depression(LTD)とされ，LTP は高頻度 rTMS で誘導され，LTD は低頻度 rTMS で誘導される．rTMS は脳の可塑性に影響を与えていることになる．

3．rTMS の安全性・禁忌事項[4]

本邦での磁気刺激における安全基準は，日本臨床神経生理学会が作成したガイドライン(2019 年版)[4]がある．副作用として痙攣誘発があるが，ガイドラインに沿って条件を設定すれば特に問題は

ない．その他，頻度の高い副作用としては，刺激痛(30% 前後)がある．禁忌事項は，MRI(magnetic resonance imaging)撮影時と同様で，体内に磁性体があるかどうかが重要である．具体的に絶対禁忌なものは，磁性体クリップなどの金属，心臓ペースメーカーなど，相対的禁忌なものは，頭蓋内のチタン製クリップ，てんかん・痙攣発作の既往，頭部以外の体内金属(体内埋め込み型の投薬ポンプなど)，磁力装着する義歯，妊娠中などである．

4．推測される抗痙縮作用のメカニズム[5][6]

脳血管障害片麻痺患者における F 波に関しては，その振幅が麻痺側で有意に増大しているとの報告があり，痙縮による α 運動ニューロンの興奮が F 波振幅に反映していると考察されている．また，非損傷側への低頻度 rTMS 適用前後で短母指外転筋から導出される平均 F 波と M 波との振幅比(F-mean/M 比)を両側上肢で測定すると，麻痺側上肢のみで優位に低下することが報告されている．これは，低頻度 rTMS で非損傷側大脳半球を刺激することで麻痺側上肢の痙縮が抑制された可能性を示唆しており，modified Ashworth Scale(MAS)の低下とも合致するものである．一方，高頻度 rTMS で損傷側大脳半球を刺激した報告もある．Centonze ら[7]は，下肢の痙縮を有する多発性硬化症(multiple sclerosis；MS)症例において，損傷側大脳半球を高頻度 rTMS(5 Hz)で 2 週間刺激

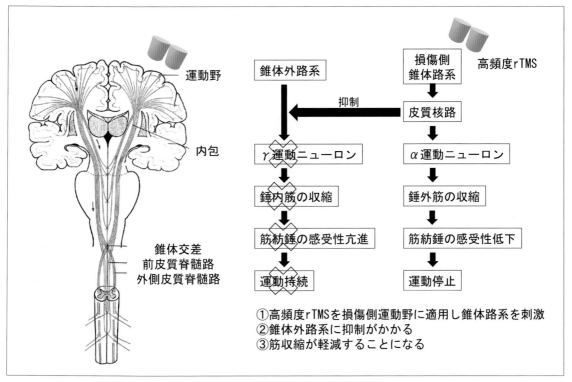

図 2. rTMS で痙縮が軽減するメカニズム

したところ, 下肢の MAS と H-reflex/M-wave（H/M）比に減少を認めたと報告している. Wupuer ら[8]は, 痙縮を有する脳卒中症例において損傷側大脳半球を高頻度 rTMS（10 Hz）で刺激したところ F-mean/M 比に減少を認めたと報告している. これらの報告も, 高頻度 rTMS で損傷側大脳半球を刺激することが患側上肢の痙縮を抑制した可能性を示唆している（図 2）. 前述の報告も踏まえ, 現時点で推測されている rTMS の痙縮に対する作用機序を図示した（図 3）. 上位運動ニューロンの損傷により損傷側半球から非損傷側への抑制が減弱し, 相対的に非損傷側から損傷側への抑制が増強する. これに損傷側自体の機能低下の影響が加わり, 上位運動ニューロンからの投射ニューロン（抑制性あるいは興奮性）の信号が減弱する. このような状況で非損傷側半球に低頻度 rTMS を適用し抑制することで, 損傷側への過剰な抑制を緩和する. また, 損傷側半球に対して高頻度 rTMS を適用し同半球を促通する. これらの効果により投射ニューロンの信号（抑制性あるいは興奮性）が増加し, 脊髄前角細胞の過剰興奮を抑制し, これに筋紡錘の感受性の軽減も加わり,

抗痙縮作用をもたらすと考えられている. 抗痙縮作用が期待されている刺激方法としては, 前述のような非障害側に対する低頻度 rTMS, 損傷側に対する高頻度 rTMS の他に, 損傷側に対する iTBS（intermittent theta burast stimulation）がある.

痙縮に対する過去の報告[9)10)]

1. 脳卒中

ほとんどの報告では, Brunstrom stages 3 から 5, 発症後数か月から 20 年の時期の症例を対象に評価している. また, 低頻度 rTMS を用いている報告がほとんどである. Mally と Dinya の 2008 年の報告では, 慢性期脳卒中 64 例に対する低頻度 rTMS の効果を, 損傷側・非損傷側のいずれかに適用して評価している. 彼らは非損傷側刺激時のみ, 刺激後 1 か月以上持続する痙縮の軽減効果を認めたとしている.

Kakuda らは, 脳卒中における rTMS の効果について複数の報告をしている. 非損傷側半球に対し, 15 日間連日で 1 Hz の rTMS を適用し, これを作業療法と併用するものである. 彼らは, 麻痺

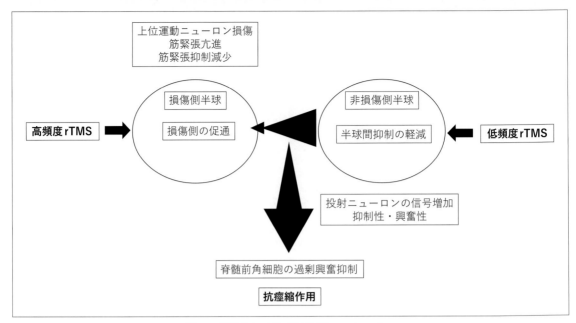

図 3. 推測される抗痙縮作用のメカニズム

（文献 1 より一部改変）

側上肢に明らかな痙縮の軽減（MAS の改善）と動きの改善を認め, その効果は 1 か月持続したと報告している[11]. Yamada らは, 低頻度（1 Hz, 50 秒）rTMS を非病巣側半球に, 高頻度 rTMS（12 Hz, 5 秒）を病巣側半球に対して適用している. その結果, 肘・手関節・手指屈筋群において, MAS で評価した痙縮が改善したと報告している[12]. また, 非損傷側に対して 15 日間連日で 1 Hz の低頻度 rTMS を適用した群とシャム刺激を適用した群の効果を比較した, 以下の如く対照的な報告もある. Theilig らの 2011 年の報告では, Tardieu Scale で評価した上肢の痙縮が明らかに改善したと報告する一方で, Etoh らの 2013 年の報告では, MAS で評価した痙縮に変化を認めなかったとする報告もある. 前述の報告を考察すると, 非損傷側半球に対する低頻度 rTMS は, 脳卒中症例において痙縮を軽減させる可能性を示唆しているものと考えられる.

2. 脊髄損傷[9]

脊髄損傷の不全麻痺症例に関する報告がある. Kumru らによる 2010 年の報告では, 頭頂部（運動野の下肢領域）に対して 20 Hz の頻度で rTMS を 5 日間適用したところ, 最終の刺激後から 1 週間の間, 明らかに痙性の軽減を認めたとしている.

評価方法は, MAS, VAS（Visual Analogue Scale）for Spasticity, SCAT（Spinal Cord Assessment Tool for Spasticity）, MPSFS（modified Penn Spasm Frequeny Scale）, SCI-SET（Spinal Cord Injury Spastic Evaluation Tool）であった. 同じ著者の最近の論文でも, 15 日間の高頻度 rTMS を脊髄損傷に適用したところ明らかな痙縮の軽減を認めたとしている. これによると, MAS で評価された痙縮の軽減とともに下肢 Motor Score と歩行の改善も認めている. しかしながら, SCI-SET においては痙縮の改善を認めなかった. これらの 2 つの報告では, 下肢における H 波, F 波および MEP といった電気生理学的検査には変化を認めなかった. また, 大きな合併症や副作用は認めなかった. これらの報告から高頻度 rTMS は, 最小限の副作用と良好な忍容性を伴って脊髄損傷における痙縮と運動能力を改善すると結論し得る.

3. 多発性硬化症（MS）[9]

MS に対する有効性を報告しているものがある. Centonze らによる 2007 年の報告[7]では, 19 例の MS 症例において rTMS を 1 次運動野に適用し, 障害されている下肢の痙縮について評価している. それによると, 連日 15 日間, 5 Hz の刺激後に MAS を評価し, 明らかな改善を報告してい

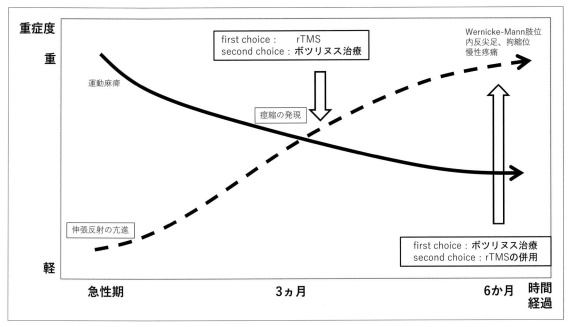

重症度

重

運動麻痺

| first choice : rTMS |
| second choice : ボツリヌス治療 |

痙縮の発現

Wernicke-Mann肢位
内反尖足, 拘縮位
慢性疼痛

伸張反射の亢進

| first choice : ボツリヌス治療 |
| second choice : rTMSの併用 |

軽

急性期　　　　　　3ヵ月　　　　　　6か月　時間
　　　　　　　　　　　　　　　　　　　　　　　経過

図 4. 痙縮の経過と治療介入
痙縮の出現経過, 程度を評価しながら, ボツリヌス治療, 反復性経頭蓋磁気刺激を
組み合わせて介入していく.

（文献 16 より一部改変）

る. また 2010 年の Mori らの報告では, MS 症例 20 人のより障害されている側の下肢に対して iTBS(3 発・50 Hz のバーストを 5 Hz で繰り返す), シャム刺激を 1 次運動野下肢領域に適用し, MAS で痙縮を評価している. それによると, MAS が明らかに改善し, それとともに H 波が抑制され, それらの効果は 1 か月持続したと報告している. これらの報告から, rTMS, iTBS ともに MS における痙縮に対しての治療効果が期待される.

4．脳性麻痺(CP)[9]

CP に対する報告は多くはない. Valle らによる 2007 年の報告では, 四肢不全麻痺を有する CP 症例の痙縮に対する rTMS の効果を MAS を用いて検討している. 17 例の CP 症例で上肢を司る運動野(運動閾値を決めた部位)に対する 5 Hz・1 Hz 刺激とシャム刺激を行い対比させている. それによると, 1 Hz による刺激では効果を認めなかったが, 5 Hz による刺激では, MAS の変化はなかったものの可動域制限が部分的に改善したことを報告している.

今後の方向性・課題

1．重度麻痺を改善させる過程での rTMS の役割

一般的に運動障害を改善させるうえで, 痙縮の改善は重要である. 上肢の麻痺を例に挙げると, 重度の麻痺を改善するためには以下のような方向性を考えることができる. すなわち, 治療開始時における麻痺の重症度を重度から中等度, 軽度と便宜的に設定すると, ほとんど動きがみられなく筋電図も検出できない重度麻痺には BMI の手法を用いた治療[13)14)], 筋電図が検出できる程度の動きが出てきている中等度の場合は HANDS 療法[15], 手指の分離運動が可能な軽度の場合にrTMS といった具合である. この過程におけるrTMS の役割は, 痙縮の改善にもあると捉えることができる. 痙縮の改善に主眼を置くと, 前述の方向性の中での rTMS の施行時期も痙縮が重度であれば若干前倒しにするなど症例ごとに検討すべきかもしれない.

2．回復時期による刺激条件(図 4)

脳卒中を例にすると, 図 4 に示すように痙縮は

発症直後には生じておらず，伸張反射の亢進に始まり徐々に痙縮の程度が増大し，次の段階である機能障害に至る[16]．MAS 2以上の痙縮を認めた場合にはボツリヌス治療あるいはボツリヌス治療と病巣側半球への高頻度rTMSや非病巣側への低頻度rTMSの併用が良い適応かもしれない．さらに6か月以降の慢性期においても，ボツリヌス治療と非病巣側への低頻度rTMSあるいは病巣側半球への高頻度rTMSの併用が治療選択肢の一つになる．安保らによる上肢に対する低頻度rTMS＋集中的作業療法を組み合わせた手指機能改善プログラム（NEURO-15）は，徒手的なリハビリテーションのみでは限界のあった麻痺側上肢手指機能の改善をもたらすとの報告もある．

3．大規模研究の必要性

脳卒中後の痙縮に対するrTMSの効果に関して，今日までevidence levelを大きく上昇させるような報告が少ない．evidence levelを上昇させるには，今後はより規模の大きいplacebo-controlled studyが必要であろう．

4．様々な刺激方法の応用

rTMSを用いて皮質に可塑性を誘導する手法が数種類開発されている．従来型では，一定頻度の単発刺激を一定時間行う．theta burst stimulation（TBS）は，従来型よりも刺激が短時間で効果も強い．quadripulse stimulation（QPS）も，特に効果が高いとする報告がある．これら様々な刺激方法の応用，エビデンスの蓄積も必要と考えられる．

5．他の治療との併用

Kakudaらの報告のように，rTMSと集中的作業療法の併用[11]といった他のリハビリテーション手法との併用や，rTMSとlevodopaの併用といった薬剤の併用などが検討課題である．また，Yamadaら[17]が述べているようにrTMSに先立ってボツリヌス療法を行い，rTMSのみよりもFugl-Meyer Assessment（FMA）の改善度が大きくより高い治療効果を得ることができたと報告している．さらに末梢に対する治療との併用という観点からは，反復末梢性磁気刺激（rPMS）との併用も考えられるだろう．

6．rTMSがより一般的な治療方法として認識されるために

エビデンスの蓄積が先決ではあるが，より多数の患者がrTMSの恩恵を受けることができるようになることが望ましい．しかし一方で，広く普及し過ぎて適応条件などが厳密に守られず，副作用・合併症ばかりが強調されるような事態になれば，rTMSの信頼性を損なうことになりかねない．慎重に事を進める必要がある．

1）より簡便で信頼性のある治療プロトコール開発

様々な治療プロトコール，刺激方法が開発されている．これらをさらに洗練させ使用しやすいものにすることが，rTMSの普及に有用であろう．

2）保険適用

現時点で保険適用があるのは，うつ病だけである．やはり保険適用申請を意識しながらの，今後の研究開発継続が重要であろう．

3）より安価な機器の開発

rTMSに必要な磁気刺激装置は，決して安価ではない．これがrTMS導入の障壁になっている可能性がある．これは技術者やメーカー次第の面もあるが，rTMS普及のためには価格的な面でも検討が必要である．

まとめ

前述のように，痙縮に対するrTMSの効果のエビデンスが蓄積されつつある．今後もエビデンスを蓄積させ，有効性を高めて，より多くの痙縮を有する症例がrTMS治療の恩恵を受けることができるよう望まれている．

文　献

1) 近藤隆博：痙縮に対するTMSの効果とリハビリテーション治療．リハ医，56：17-22，2019.
　Summary 痙縮に対するTMSの効果とその機序にも言及している．

2) 松本英之ほか：痙縮の臨床徴候・神経生理学的評価．*BRAIN and NERVE*, **60**(12)：1409-1414, 2008.

3) 安保雅博, 角田　亘(編著)：脳卒中後遺症に対するrTMS治療とリハビリテーション, pp. 9-11, 金原出版, 2013.
   Summary 本邦における脳卒中に対するrTMS治療のバイブル的存在である．この書籍ひとつでrTMS治療を概観することが可能である．

4) 日本臨床神経生理学会 脳刺激法に関する小委員会：磁気刺激法の安全性に関するガイドライン(2019年版)．臨神生, **47**：126-130, 2019.

5) Kondo T, et al：Effect of low-frequency rTMS on motor neuron excitability after stroke. *Acta Neurol Scand*, **127**：26-30, 2013.

6) 鈴木俊明：脳血管障害片麻痺患者の痙縮のリハビリテーション評価としてのF波, H波の応用．リハ医, **52**：335-339, 2015.

7) Centonze D, et al：Repetitive transcranial magnetic stimulation of the motor cortex ameliorates spasticity in multiple sclerosis. *Neurology*, **68**：1045-1050, 2007.

8) Wupuer S, et al：F-wave suppression induced by suprathreshold high-frequency repetitive trascranial magnetic stimulation in poststroke patients with increased spasticity. *Neuromodulation*, **16**：206-211, 2013.

9) Gunduz A, et al：Outcomes in spasticity after repetitive transcranial magnetic and transcranial current stimulations. *Neural Regen Res*, **9**(7)：712-718, 2014.
   Summary 世界における痙縮に対するrTMS研究の最新情報を概観することができる．

10) Korzhova J, et al：Trascranial and spinal cord magnetic stimulation in treatment of spasticity：a literature review and meta-analysis. *Eur J Phys Rehabil Med*, **54**(1)：75-84, 2018.

11) Kakuda W, et al：Low-frequency repetitive transcranial magnetic stimulation and intensive occupational therapy forpoststroke patients with upper limb hemiparesis：preliminary study of a 15-day protocol. *Int J Rehabil Res*, **33**：339-345, 2010.

12) Yamada N, et al；Bihemispheric repetitive transcranial magnetic stimulation combined with intensive occupational therapy for upper limb hemiparesis after stroke：a preliminary study. *Int J Rehabil Res*, **36**：323-329, 2013.

13) Shindo K, et al；Effect of neurofeedback training with an electroencephalogram-based braincomputer interface for hand paralysis in patients with chronic stroke：a preliminary case series study. *J Rehabil Med*, **43**：951-957, 2011.

14) 橋本泰成ほか：頭皮脳波型ブレイン・マシン・インターフェースの急性期脳卒中片麻痺への適応．臨神生, **46**(1)：47-54, 2018.

15) 藤原俊之：ニューロリハビリテーションの可能性．脳外誌, **29**(9)：634-638, 2020.

16) 原　寛美：脳卒中後のニューロリハビリテーションの理論と実際．脳外速報, **25**(2)：188-195, 2015.

17) Yamada N, et al：Local muscle injection of boturinum toxin type a synergistically improves the beneficaleffects of repetitive transcranial magnetic stimulation and intensive occupational therapy in post-stroke patients with spastic upper limb hemiparesis. *Eur Neurol*, **72**(5-6)：290-298, 2014.

四季を楽しむ

ビジュアル 嚥下食レシピ

好評

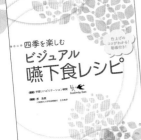

監修・執筆 宇部リハビリテーション病院
田辺のぶか，東　栄治，米村礼子

Swallowing Team

編集 原　浩貴(川崎医科大学耳鼻咽喉科　主任教授)

2019年2月発行　B5判　150頁　定価3,960円(本体3,600円＋税)

見て楽しい、食べて美味しい、四季を代表する22の嚥下食レシピを掲載！
お雑煮からバーベキュー、ビールゼリーまで、イベント食、お祝い食に大活躍！
詳細な写真付きの工程説明と、仕上げのコツがわかる動画で、作り方が見て
わかりやすく、嚥下障害の基本的知識も解説された、充実の1冊です。

目次

食べやすさ，栄養，見た目，味を追及したレシピ！

豊富な写真で工程が見てわかる！

動画付きで仕上げのコツが見てわかる！

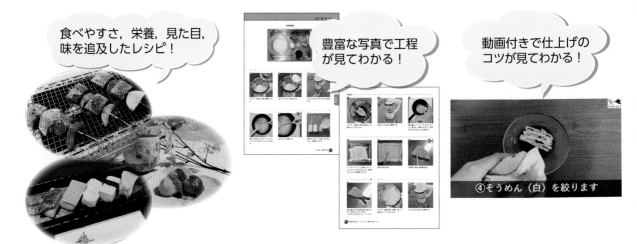

④そうめん（白）を絞ります

全日本病院出版会
www.zenniti.com
〒113-0033 東京都文京区本郷 3-16-4　Tel:03-5689-5989
Fax:03-5689-8030

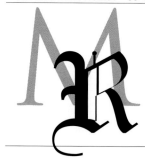

MB Med Reha No.261：53-59, 2021

特集／痙縮の治療戦略

痙縮に対する髄腔内バクロフェン投与療法（ITB 療法）

吹上謙一*[1]　小林雅人*[2]

Abstract　髄腔内バクロフェン投与療法(ITB 療法)は，リハビリテーションや内服治療，ボツリヌス治療ではコントロールできない重度痙縮に対して有効な治療法である．本邦では 2006 年に保険承認され，2020 年 12 月末までに 2,600 例以上が登録されている．腹部に埋め込んだITBポンプからカテーテルを通して髄腔内にバクロフェンを投与する治療法であるが，ITB ポンプを挿入できる体格であれば年齢や疾患を問わず適応がある．まずスクリーニングテストを行い，効果が得られた症例に対して ITB ポンプ埋め込み手術を行う．外来で定期的に薬液の補充や投与量の調整を行い，7 年に一度 ITB ポンプの入れ替え手術を行う必要がある．術後リハビリテーションでは，新たな筋バランスに対する筋再教育や日常生活動作訓練，姿勢管理が重要となる．姿勢の変化に対して，補装具の調整や修理を行うことも忘れてはならない．ITB 療法特有の注意事項に留意すれば，安全で有効な治療法であるので，重度痙縮治療の選択肢の一つに加えて頂きたい．

Key words　バクロフェン(baclofen)，痙縮(spasticity)，ITB(intrathecal baclofen)

はじめに

髄腔内バクロフェン投与療法(以下，ITB 療法)は，腹部に埋め込んだ ITB ポンプからカテーテルを通して髄腔内にバクロフェンを投与する痙縮治療であるが，本邦では2002年より臨床試験が開始され，2006 年より保険承認されている．全例登録制となっており，2020 年 12 月現在，2,600 例以上の ITB ポンプ埋め込み手術が行われている．この数字は，対象疾患の有病者数に対する割合としては米国と比較してまだまだ低い．バクロフェンは，脊髄後角に存在する GABA-B 受容体のアゴニストとして作用する抗痙縮薬であり，血液脳関門を通過しにくい薬剤として知られている．バクロフェン経口剤は通常の投与量では重度の痙縮に対する効果が低く，眠気やだるさなどの副作用が問題となってきた．それに対して，バクロフェン

を髄腔内投与すると，経口剤の 100 分の 1 以下の投与量で重度の痙縮に対しても効果が得られる(**図 1**)[1)2)]．リハビリテーションや内服治療，ボツリヌス療法では効果が不十分であった重度痙縮症例に対して，次の一手として ITB 療法が有効である．ITB 療法は手術侵襲を伴う治療であるから，評価方法やリハビリテーションについても十分理解しておく必要がある．

ITB 療法の実際

1．適応と ITB 療法の概略

ITB 療法の適応は，脳脊髄疾患由来の重度痙縮であり，特に内服治療などの既存の治療では効果が不十分な症例が良い適応となる．対象疾患は，脳血管障害(脳卒中)，脳性麻痺，脊髄損傷，頭部外傷，脳症，脊髄小脳変性症，多発性硬化症などが挙げられる．ジストニアに対しての作用機序は

*[1] Kenichi FUKIAGE，〒 536-0023 大阪府大阪市城東区東中浜 1-6-5　ボバース記念病院整形外科，副院長
*[2] Masato KOBAYASHI，同科

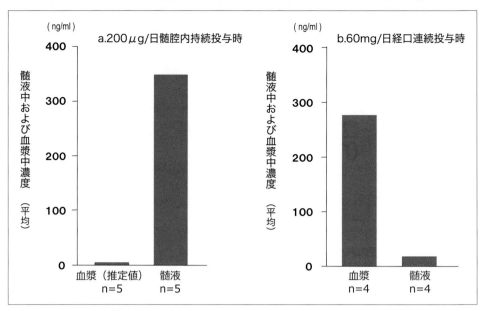

図 1. 髄腔内持続投与時(a)および経口連続投与時(b)のバクロフェンの髄液中
および血漿中濃度

経口投与でバクロフェンの血漿中濃度は高くなるが，髄液中濃度はあまり上がら
ない．一方，髄腔内投与では投与量が経口投与の 300 分の 1 でも髄液中濃度は経
口投与時の 10 倍以上の濃度が得られる．

(第一三共提供)

明らかではないが，一定の効果が報告されてい
る[3]．ITB 療法の適応と考えられる症例があれば，
まずトライアル(スクリーニングテスト)を行い，
トライアルで効果がみられれば，実際に ITB ポン
プ設置術を行う．術後はプログラマと呼ばれる専
用の機械で投与量を調整し，約 3 か月に一度，リ
フィル(薬液補充)を行う．ポンプの電池に寿命が
あるため，約 7 年に一度，ポンプの交換手術が必
要である．リフィルを行うためには，ウェブ講習
の受講が義務付けられており，手術を行うために
は，さらにハンズオンセミナーの受講も義務付け
られている．

2．トライアル(スクリーニングテスト)

手術で ITB ポンプを埋め込んだ後に，治療効果
が得られないと困るので，原則トライアルを行
い，効果判定をしてから手術を計画する．トライ
アルでは，バクロフェンを腰部からワンショット
で髄腔内に注射し，1〜8 時間後の効果をみて，
ITB 療法の適応について評価する(**図2**)．効果判
定には，modified Ashworth Scale(以下，mAS)
が用いられることが多く，注射前後の痙縮の変化

を評価する[4]．患者自身に自覚症状の変化を質問
し，家族などの介護者にも効果を確認する必要が
ある．歩行や車椅子移動，巧緻運動(食事や書字，
スマートフォン操作など)について医師や理学療
法士，作業療法士が評価する．睡眠中に後弓反張
による気道閉塞などの症状が起こる患者では，ト
ライアルの効果が睡眠時間に重なるように調整
し，SpO_2 モニター，睡眠時呼吸モニター，ビデオ
撮影などで評価する．トライアルにおけるバクロ
フェンの投与は，成人では50 ugから(小児では25
ug)開始し，最大 100 ug まで増量する．トライア
ルでは，ITB 療法におけるバクロフェンの 1 日投
与量に近い量をワンショットで注射するので，効
果が出過ぎる場合がある．患者や家族には，トラ
イアルでは期待したよりも強い効果が出てしまう
場合があることを事前に説明しておくほうが良
い．よって，日常生活動作の細かな評価を行う場
合，トライアルでのバクロフェン投与量は少なめ
の量で行うほうが良い．髄液量が少ない症例や脊
椎固定術後の症例では，腰椎穿刺が困難であるた
め，疾患や症状，MRI などの画像検査から ITB 療

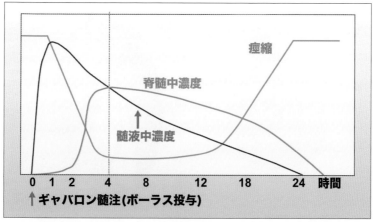

図 2. トライアルにおける濃度推移と効果発現のイメージ図
バクロフェンの濃度推移と効果発現に関する模式図である.
髄液中の濃度は投与時をピークとして徐々にクリアランスされていくが,
脊髄組織中の濃度はやや遅れて上昇する. 痙縮の軽減効果は, 通常 1, 2 時
間後から現れ, 4 時間後に最大となり, 12 時間程度で消失していく. なお,
個人差があり, 効果の発現・消失が早く現れたり, 24 時間後も効果が持続
する場合もある.

(第一三共提供)

法の適応を決めるしかない.

3. 手 術

　側臥位で静止を保つ必要があるため, 手術は通常全身麻酔で行われる. 手術時間は1〜2時間であり, 出血は少量で済むことが多い. まず, X線透視下に腰部で硬膜を穿刺し, カテーテルを目標高位まで挿入する. カテーテルは手術中に挿入した高位で固定されるので, 術前にカテーテルの挿入高位を決定しておく必要がある. カテーテルを頚椎から上位胸椎に挿入した場合には, 四肢体幹全体に効果がみられ, カテーテルを中位から下位胸椎に挿入した場合には, 下肢優位な効果が得られる. ITBポンプ本体の直径は74 mmであり, 厚さは19.5 mmであるので, 上腹部で正中から左寄り(もしくは, 右寄り)に8 cmの皮膚切開を加え, ITBポンプ本体を挿入するポケットを作成する(図3-a). 通常ポケットは皮下に作成するが, 皮下脂肪が少ない症例では, ポケットを腹筋の筋膜下に作成することで術後の褥瘡や感染を予防することができる(図3-b)[5]. カテーテルを腰部から腹部へ通す操作は, パッサーという専用器具を用いて皮膚を切開せずに行う(図3-c). 腹部から腰部に通したカテーテルと髄腔内に通したカテーテルをコネクタという器具を使って接続する(図3-

d). ポンプとカテーテルを接続し, ポンプをポケットに挿入し, スーチャーループに糸を通して周辺組織に縫合する. 手術終了後は, プライミングボーラスという早送りモードで速やかに治療を開始する.

4. 術後安静度

　カテーテル挿入時の穿刺針が太いため, 髄液漏が起こる可能性がある. 筆者は髄液漏を予防するために, 術後1週間は床上安静とし, できる限り頭側を上げないようにしている. 床上安静中から廃用性萎縮の予防や筋再教育などのリハビリテーションを開始することが望ましい. その後, 座位から立位, 歩行へと徐々にリハビリテーションを進めていくが, 合併症として頭痛や嘔気, 手術創周囲の腫脹がないかどうかを観察しながら行う. 離床後, ポンプ周囲や腰部手術創周囲に液体貯留がみられた場合, 髄液漏が起こっている可能性があり, 安静期間を1〜2週間延長し, ガーゼやスポンジで腰部手術創周囲の圧迫を行う. これらの処置で髄液漏が改善しない場合は, 穿刺や血液パッチ, 脳脊髄液ドレナージなどの処置が必要となる場合がある. また, ポンプ周囲に褥瘡ができないように, 作業療法士が中心となって, 車椅子や座位保持装置のベルト類, 体幹装具, 歩行器などを

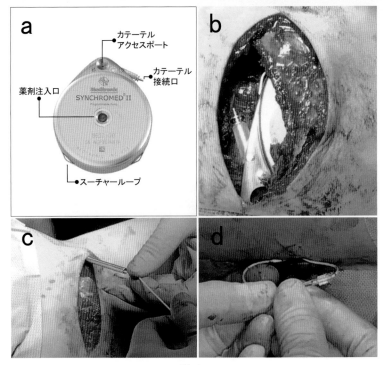

図 3.
a：ITB ポンプの外観(第一三共提供)
b：腹筋筋膜下に挿入した ITB ポンプ
c：パッサーを通して腹部から腰部へ挿入されるカテーテル
d：腰部でのカテーテル接続

チェックしながらリハビリテーションを進める必要がある．もともと体幹筋力が弱い症例では，痙縮が改善すると姿勢の崩れが目立ってくる場合がある．そういった症例では，車椅子のベルトの位置を調整したり，体幹装具の導入を検討する．筆者は術後 2 週間経過後，ポンプ周囲に腫脹がないことを確認してから，腹臥位を許可している．

5．投与量の調整

投与量の調整はプログラマを用いて体外から行う(図 4-a)．通常バクロフェン髄腔内投与は一定のスピードで投与する単純持続モードでスタートし，トライアルで効果があった投与量を目安に 1 日投与量 50 ug 程度から開始し，1 日 15％(脳疾患や小児)～30％(脊髄疾患)ずつ増量していくが，毎日担当医と理学療法士が評価しながら投与量を設定することが望ましい．減量の際は 1 日 20％を限界として調整する．単純持続投与以外にも投与時間帯を調整できるフレックスモードや短時間で一定量を投与するボーラス投与も可能である．ア

テトーゼ型脳性麻痺などで効果が出にくい場合，フレックスモードやボーラス投与を併用することで，単純持続投与よりもより高い効果が得られる場合がある[6]．本邦における投与量の上限は，成人で 1 日あたり 600 ug，小児で 1 日あたり 400 ug である．

6．内服薬の調整

ITB 療法を導入する患者の多くは，経口抗痙縮薬の減量を希望する．しかし，ITB 療法開始後，経口抗痙縮薬を完全に中止してしまうと，痙縮のコントロールが難しくなる症例が存在する．ほとんどの症例で経口バクロフェンを中止することに問題はない．その他の経口薬は作用機序が違ったり，副作用の鎮静効果や眠気がうまく作用している場合もあるので，減量は慎重に行うべきである．筆者の経験では，多くの症例において経口薬を完全に中止するよりも減量にとどめるほうが痙縮コントロールがうまくいっている．

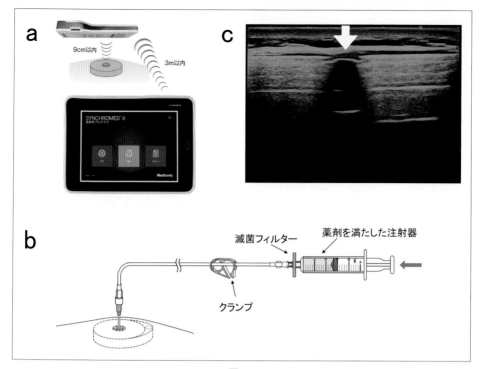

図 4.
a：プログラマ(第一三共提供)
b：リフィルのイメージ図(第一三共提供)
c：ITB ポンプの超音波画像(白矢印：薬剤注入孔)

7．薬剤補充(リフィル)

　原則 3 か月以内にリフィルを行う必要がある．しかし，投与量によって薬液の減少スピードは変わるので，症例によってはリフィルの間隔を 3 か月以上に延ばすことも可能である．残液が少なくなるとアラームが鳴るように設定できるので，もしアラームが鳴れば可及的速やかにリフィルを行う必要があることを患者に指導しておく．リフィルは通常外来で行う．ポンプ中心にある薬剤注入孔を触診で確認し，Huber 針を刺し，残液を除去してから新しい薬剤を注入する(図 4-b)．薬剤注入孔がわかりにくいときは，リフィルキットに添付されているテンプレートを使ったり，エコーで薬剤注入孔の位置を確認する．ポンプ本体は金属製であり，薬剤注入孔はシリコンゴム製であるので，エコーで容易に識別できる(図 4-c)．

8．ITB ポンプ挿入後の日常生活

　通常カテーテルの長さに十分な余裕を持たせておくので，日常生活動作に制限はない．カテーテル断裂の報告もあるため，体幹を捻る激しい運動はお勧めできない[7]．カテーテルにトラブルが起こった場合，バクロフェンが投与されない状態となり，離脱症状が現れることがある．痙縮の悪化だけでなく，高熱や精神状態の変化，痙攣発作が起こることもあり，重度の離脱症状では横紋筋融解症や多臓器不全の報告もある[8]．離脱症状が起こった場合には，バクロフェン経口剤やベンゾジアゼピン系薬剤を投与して痙縮を軽減させる必要がある．また，高温(サウナなど)や圧力の変化(スキューバダイビングなど)についても注意が必要である．検査や治療を受ける際には ITB ポンプに影響がないかどうかを担当医に確認することが望ましい．MRI 検査は施行可能であるが，検査中ポンプが自動的に停止するため，検査後に再起動したことを確認する必要がある．

9．ITB ポンプ入れ替え手術

　電池の寿命があるため，約 7 年に一度，ITB ポンプ入れ替え手術が必要である．入れ替え前の痙縮コントロールに問題がなければ，腹部の手術創を再切開して，ポンプのみ入れ替える．入れ替え

手術時にカテーテルからの髄液流出がみられない場合や術前の痙縮コントロールが不十分である場合には，カテーテルの入れ替えも検討する．小児では，成長に伴い，カテーテル高位が下がることで，上肢や頚部への治療効果が減弱する場合がある．そのような症例でもカテーテルの入れ替えが必要となる．術後感染によりポンプを抜去した症例に対してポンプを再挿入する場合，感染が十分落ち着いてから再手術を行うが，抜去後3か月以上経過してから反対側に挿入することが望ましい．

治療成績

痙縮に対する効果に関する報告は多く，すでに十分なエビデンスが得られている．痙縮自体の評価だけでなく，歩行能力などの運動機能や体重，疼痛，QOL，精神的健康，介助者の負担などを評価した報告がある[9]~[11]．ジストニアやアテトーゼ型脳性麻痺などの大脳基底核障害に対しても効果があるという報告がある[12]．筆者はアテトーゼ型脳性麻痺に対するITB療法を経験しており，痙直型脳性麻痺には劣るものの有意な効果が得られている．呼吸機能への影響に関しては，呼吸筋の痙縮改善による努力肺活量の改善や後弓反張の改善による気道の拡大が報告されている[13]．発語や嚥下に関しても改善することが多いが，排便頻度が減少したという報告がある[14]．筆者の経験では，ITB療法の導入により無駄なエネルギー代謝が減少し，体調を崩す機会が減少し，健康的な生活を送ることができている症例が多いと感じている．

小児の特徴

小児は体格が小さく，成長するため，ITB療法において小児特有の対応が必要である．年齢制限はなく，国内最年少は2歳児の登録がある．直径約8cmのポンプを埋め込む必要があるため，通常は身長115cm以上，体重15kg以上が目安とされている[9]．皮下脂肪が少ない症例では，ポンプを皮下に埋め込むと褥瘡形成や感染のリスクが上がる．十分な皮下脂肪のない小児では，ポンプを

腹筋の筋膜下に設置することで合併症の頻度を減少させることができる[15]．また，7年ごとのポンプ入れ替えの間に成長することで，カテーテル先端が2~3椎体分下がる可能性を考慮して，小児ではカテーテル先端を高めに設定しておくほうが良い．後療法は通常通りであるが，脳性麻痺であればGMFCS（粗大運動能力分類システム）レベル4~5の患者が手術対象となることが多いため，車椅子，座位保持装置，起立保持具，歩行器，側弯装具などの補装具を多数保有している．入院中に医師，理学療法士や作業療法士，装具士がすべての補装具をチェックし，調整することが望ましい．ITB療法により側弯症が悪化するという報告もある[16]．側弯症への悪影響については否定的な報告もあり[17]，ITB療法の側弯症への影響に関して結論は出ていないが，筆者はITB療法の導入により体幹の低緊張が目立つようになった症例を経験している．このような症例では姿勢が崩れやすく，側弯症の進行が危惧されるので，側弯装具の導入を検討すべきである．効果判定はmASを用いることが多いが，重度の脳性麻痺患者では介護者からみた評価も重要となるので，筆者はCP-CHILDを導入して評価している．CP-CHILDは小児患者の介護者からみた評価が可能であり，日本語版も出ているので使いやすい．KINDLやRICCareQといった評価方法も治療効果判定に有効であると報告されている[18][19]．小児では，体のサイズや成長を考慮して手術を行う必要があり，介護者とも連携して治療を進める必要がある．

まとめ

ITB療法は本邦でも普及してきている痙縮治療であり，リハビリテーションや内服治療，ボツリヌス治療でコントロールが難しい重度痙縮症例に対しても効果が得られる．ポンプ埋め込み手術が必要であることがITB療法導入のハードルを上げていると考えられるので，リハビリテーションに携わる方々にとってブラックボックスとなりやすい手術に関して詳細に記述した．ITB療法を十

分理解していただき，痙縮治療の選択肢の一つに
加えて頂きたい.

文　献

1) Penn RD：Intrathecal baclofen in the long-term management of severe spasticity. *Neurosurgery：state of the Art Reviews*, **4**(2)：325-332, 1989.

2) Knutsson E, et al：Plasma and cerebrospinal fluid levels of baclofen(Lioresal)at optimal therapeutic responses in spastic paresis. *J Neuron Sci*, **23**(3)：473-484, 1974.

3) Fehlings D, et al.：Pharmacological and neurosurgical interventions for managing dystonia in cerebral palsy：a systematic review. *Dev Med Child Neurol*, **60**(4)：356-366, 2018.

4) 佐々木寿之ほか：痙縮に対する外科的治療. *MB Med Reha*, **180**：59-67, 2015.
Summary 本誌の痙縮治療特集に掲載された論文であり，評価方法だけでなく，外科の立場から手術について詳しく記載されている.

5) Kopell BH, et al：Subfascial implantation of intrathecal baclofen pumps in children：technical note. *Neurosurgery*, **49**(3)：753-756, 2001.

6) 田中寿和：バクロフェン耐性に対するFLEX modeを用いたボーラス投与(bolus infusion mode)の有用性. 脳神経外科, **45**(2)：133-137, 2017.

7) Taira T, et al：Rate of complications among the recipients of intrathecal baclofen pump in Japan：a multicenter study. *Neuromodulation*, **16**(3)：266-272, 2013.

8) Saulino M, et al：Best practices for intrathecal baclofen therapy：troubleshooting. *Neuromodulation*, **19**(6)：632-641, 2016.

9) 内山卓也ほか：ITBによる痙縮治療の適応と効果. 脳外誌, **25**(2)：149-156, 2016.
Summary ITB療法の基本的な説明だけでなく，疾患別の特徴や症状・能力に応じた対処方法がまとめられている.

10) 池田　巧ほか：バクロフェン髄腔内投与療法(ITB療法：intrathecal baclofen therapy). *MB Med Reha*, **180**：51-58, 2015.

11) Pritula SL, et al：Weight changes in children receiving intrathecal baclofen for the treatment of spasticity. *J Pediatric Rehabil Med*, **5**(3)：197-201, 2012.

12) Bonouvrie LA, et al：The effect of intrathecal baclofen in dyskinetic cerebral palsy：the IDYS trial. *Ann Neurol*, **86**(1)：79-90, 2019.

13) 貴島晴彦ら：痙縮に対する各種治療　適応とその限界. 脳科誌, **26**(4)：273-279, 2017.
Summary 基本情報に加えて，フレックスモードの効能や呼吸機能への良い影響について著者の経験を交えながら記載されている.

14) Kristie FB, et al：Oral motor, communication, and nutritional status of children during intrathecal baclofen therapy：a descriptive pilot study. *Arch Phys Med Rehabil*, **84**(4)：500-506, 2003.

15) Motta F, et al：Analysis of complication in 430 consecutive pediatric patients treated with intrathecal baclofen therapy：14-year experience. *J Neurosurg Pediatrics*, **13**(3)：301-306, 2014.

16) Ginsburg GM, et al：Progression of scoliosis in patients with spastic quadriplegia after the insertion of an intrathecal baclofen pump. *Spine (Phila Pa 1976)*, **32**(24)：2745-2750, 2007.

17) Rushton PR, et al：Intrathecal baclofen pumps do not accelerate progression of scoliosis in quadriplegic spastic cerebral palsy. *Eur Spine J*, **26**(6)：1652-1657, 2017.

18) Kraus T, et al：Long-term therapy with intrathecal baclofen improves quality of life in children with severe spastic cerebral palsy. *Eur J Paediatr Neurol*, **21**(3)：565-569, 2017.

19) Baker KW, et al：Improvements in children with cerebral palsy following intrathecal baclofen：use of the Rehabilitation Institute of Chicago Care and Comfort Caregiver Questionnaire(RIC CareQ). *J Child Neurol*, **29**(3)：312-317, 2014.

Monthly Book Medical Rehabilitation No. 163 増刷しました！

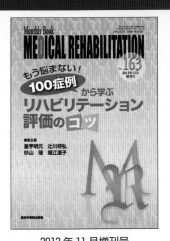

もう悩まない！
100症例から学ぶ
リハビリテーション
評価のコツ

編集企画／里宇明元・辻川将弘・杉山　瑶・堀江温子

2013 年 11 月増刊号
B5 判　454 頁
定価 5,390 円：本体（4,900 円＋税）

リハ臨床において重要な位置を占める評価．
膨大な評価項目の中からどの評価を，どの時点で，どのように活用するのか，
少ない診療時間の中で，優先度をどこに置き，どのように予後予測やリハ処方に結び付けていくのか，
悩むところではないでしょうか．
本書では，実際の診療の流れに沿って，症例ごとに優先度がどこにあるのかが押さえられます．
評価の流れをマスターしたい初学者のみならず，セラピスト，連携する他科の先生方などにも
是非とも読んで頂きたい１冊です！

Contents

診療前にサッと予習！
外せない評価項目とポイントがパッとわかる！

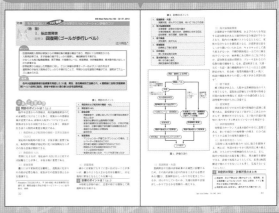

（株）全日本病院出版会
〒 113-0033　東京都文京区本郷 3-16-4
TEL：03-5689-5989　　FAX：03-5689-8030
おもとめはお近くの書店または弊社ホームページ（www.zenniti.com）まで！

MB Med Reha **No.261**：**61-66**, 2021

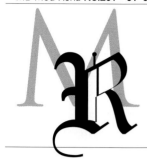

特集／痙縮の治療戦略

小児脳性麻痺の痙縮治療における選択的後根切断術

安里　隆[*1]　金城　健[*2]

Abstract　当院では 2000 年，小児脳性麻痺の痙縮治療に対し選択的脊髄後根切断が導入され，2010 年までに 228 例に手術が施行された．手術により確実に痙縮は軽減するが，脳性麻痺には筋緊張異常のみならず運動麻痺も併存する．また筋緊張が亢進する病態も痙縮だけではなく，アテトーゼ，ジストニア，固縮など様々で，これらが混在する場合も多いが手術で軽減するのは痙縮のみである．しかも症例によっては基本動作において筋力の低下を痙縮で補完している場合もあるため，切断量の決定はしばしば困難を伴う．また小児脳性麻痺の患児には，生涯にわたり医療やリハビリテーション関係者のみならず家族以外にも多くの職種がかかわっている．
　　したがって手術適応に関しては，小児整形外科医，小児神経科医，リハビリテーション科医など多くの専門家のみならず患児にかかわるすべての関係者が討議して決定されるべきである．

Key words　筋緊張異常(myodystonia)，運動麻痺(motor paralysis)，粗大運動機能分類システム(Gross Motor Function Classification System；GMFCS)，多職種・多施設合同カンファレンス(multidisciplinary multicenter conference)

初めに

　脳性麻痺(cerebral palsy；CP)の病態は運動麻痺と筋緊張の異常が併存しており，特に筋緊張の異常は痙縮，ジストニア，アテトーゼに加えてこれらが混在した状態も認める．症例毎に多様な病態を呈する運動麻痺と筋緊張の異常な亢進は随意運動の低下や筋短縮の要因となり，姿勢保持や協調運動，バランスに影響する．さらに成長とともに二次障害として筋短縮や関節拘縮が起こり股関節脱臼や麻痺性側弯に至ることも少なくない．そのため成人まで継続して経過観察する必要性があり，筋短縮や関節拘縮を予防するアプローチは重要である．現在の医療レベルでは運動麻痺の治療方法は存在しないが，近年では異常な筋緊張亢進を軽減できる様々な治療法が選択できるようになってきた．特に痙縮治療に関してはボツリヌス(botulinum neurotoxin；BoNT)療法，選択的後根切断術(selective dorsal rhizotomy；SDR)，バクロフェン持続髄注療法(Intrathecal Baclofen Therapy 以下，ITB 療法)がある．当院では 2006 年より小児整形外科医，リハビリテーション医が 1 つのチームを形成し SDR，BoNT，ITB 療法を手分けしてすべての治療を同一チーム内で施行している．

小児 CP 痙縮治療の特殊性

　すべての症例で痙縮治療を行う必要性はなく，痙縮が運動発達やリハビリテーションの阻害因子となっている場合に痙縮治療を考慮する．例えば

[*1] Takashi ASATO, 〒 901-1193 沖縄県島尻郡南風原町字新川 118-1　沖縄県立南部医療センター・こども医療センターリハビリテーション科，部長
[*2] Takeshi KINJO, 同センター小児整形外科，副部長

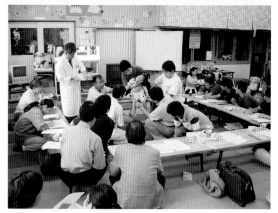

図1. 多職種・多施設合同カンファレンス

痙縮で筋力を補い歩行している症例において痙縮治療は慎重になる必要がある．痙縮を管理するうえで小児と成人との最大の違いは，小児においては成長を考慮する必要があることである．小児CPでは骨と筋肉の成長速度の違いを考慮する必要がある．痙縮は骨の成長より筋肉の成長に大きく影響する．つまり，痙縮は筋短縮の要因となる．痙縮を軽減することで骨と筋肉の健常な成長を整える意味でも，痙縮治療は筋短縮が起きる前に考慮する必要がある．CPの運動発達の自然経過報告では粗大運動機能分類システム（Gross Motor Function Classification System；GMFCS）レベルⅠ～Ⅴのいずれのレベルでも7～10歳頃にピークを迎え，特にGMFCSレベルⅢ～Ⅴでは成長とともに筋短縮と関節拘縮が起きて股関節脱臼や麻痺性側弯を合併し運動機能は徐々に低下する．そのためリハビリテーションで随意的な分離運動の促通と神経筋の再教育を行うためには筋短縮・関節拘縮が起きる前にできるだけ早期に痙縮治療を行う必要がある．つまり痙縮治療は，各々の治療を行うことができる適切な時期に行う必要がある．そこで当院では様々な痙縮治療を最適な時期に行うことができるよう，1983年より県内の療育施設と連携して月1回定期的に『多職種・多施設合同カンファレンス』を開催し，各症例の痙縮治療と整形外科的治療の適応を検討している．

SDRの概要

SDRは痙性対麻痺・両麻痺などの下肢中心の痙縮を軽減することで下肢機能を改善することを目的に行われる手術で，術中筋電図で異常な神経を選択して後根（感覚神経）の一部を切離する．手術の詳細については文献1を参照されたい．術中誘発筋電図で異常な神経を選択して感覚神経である後根の一部を切離，つまり脊髄反射弓の求心路を遮断することで痙縮の緩和が得ることができる[1]．

SDRでは股関節を含む下肢中心に及ぶ痙縮を軽減することができるため，当院の小児痙縮治療指針では，両下肢中心の痙縮を呈する痙直型両麻痺のGMFCSレベルⅠ～Ⅲが良い適応と考えている．特に純粋な痙縮を呈する病態で，随意性が良好であり，十分な抗重力筋力があり，筋短縮・関節拘縮がなく，良好な心理社会的状態にある3～7歳頃の患児がより良い適応としている．SDRでは体幹の異常な反り返り（後弓反張）や上肢の痙縮に対しては直接的な軽減作用がないため，GMFCSレベルⅤで後弓反張を認める症例では，SDRよりもITB療法を選択することが多い．しかし，GMFCSレベルⅣ・Ⅴであっても，後弓反張がなく，治療目標・目的と家族の希望によってはSDRを選択する場合がある．GMFCSレベルⅣ・ⅤでSDRを行う際の治療目的は，床上移動能力の改善，座位の安定，陰部ケア・更衣や移動などの介護負担の軽減などである[1]．

SDRで良好な術後成績を得るには，適切な患者選択，術前評価が重要となり，適切な筋緊張軽減効果を得るために適切な切断後根選択で後根切断量を最小限に行う必要がある．SDRは1990年代後半に日本で行われるようになったが，当初は批判的な意見が多かった．批判的であった理由は，筋緊張が軽減し過ぎたためにむしろ術後に運動機能が低下した症例が存在したためである．SDRは痙縮軽減する目的で行われる外科的治療であるため，外科医は十分に痙縮軽減を得るために切断量が多くなる傾向にあると推察される．後根切断量が多くなり，筋緊張が落ち過ぎた状態となるとその後リハビリテーションスタッフが対処困難になる．それを避けるために我々は，後根の切断量は最小限にして多少の筋緊張は残存する状態にする

ROM－T
LOWER EXTREMITY

氏 名 ＿＿＿＿＿＿＿＿＿＿ 様

DATE							
		Rt	Lt	Rt	Lt	Rt	Lt
HIP	Flexion						
	SLR						
	Thomas Test						
	Extension						
	Popliteal Angle						
	Popliteal Angle(shift)						
	Combined Abd. (Hips flex)						
	Combined Abd. (Hips ext)						
	Abduction(Hips & Knee ext)						
	Abduction(Hips ext/Knee flex)						
	Adduction						
	Internal Rotation(Hips flex)						
	Internal Rotation(Hips ext)						
	External Rotation(Hips flex)						
	External Rotation(Hips ext)						
KNEE	Flexion						
	Extension						
ANKLE	Dorsiflex(Knee Flex/fast stretch)						
	Dorsiflex(Knee Flex/max range)						
	Dorsiflex(Knee ext/fast stretch)						
	Dorsiflex(Knee ext/max range)						
	Plantarflexion						
	Inversion						
	Eversion						
その他	Ely Test(+:90° 以上/2+:90° 未満)						
	Ober Test						
	Thigh Foot Angle						
	臨床的頸部前捻角						
	足部変形(1.尖足 2.踵足 3.内反 4.外反 5.偏平 6.凹足 7.外反母趾 8. なし)						

図 2. 評価用紙その 1：ROM―LOWER EXTREMITY

ように工夫している．多少の筋緊張(痙縮)を残存させることにより，術後立位保持や歩行などの基本動作能力の過度の低下を防ぐことができる．残存した痙縮が術後のリハビリテーションの阻害因子となるようならば必要に応じて装具，BoNT などを考慮する．当院では GMFCS レベル I では後根切断率 10％，レベル II では後根切断率 15％，レベル III では後根切断率 20％，レベル IV では後根切断率 25％，レベル V では後根切断率 30％をおおよその目安にしている．

評　価

氏　　名 ＿＿＿＿＿＿＿＿＿ （男・女）　　評価日　　年　　月　　日

1．腱反射
　　A．上肢　上腕二頭筋反射
　　　　　　　上腕三頭筋反射
　　　　　　　橈骨回内筋反射
　　B．下肢　膝蓋腱反射
　　　　　　　アキレス腱反射
　　C．クローヌス
　　　　　膝（右; 有 ／ 無　　左; 有 ／ 無 ）
　　　　　足（右; 有 ／ 無　　左; 有 ／ 無 ）
　　D．その他
　　　　　Babinski　R（右; 有 ／ 無　　左; 有 ／ 無 ）

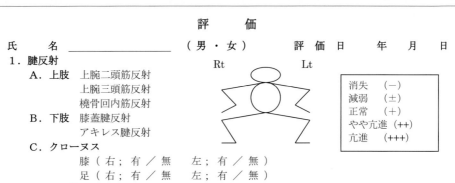

消失	（－）
減弱	（±）
正常	（＋）
やや亢進	（＋＋）
亢進	（＋＋＋）

2．modified　Ashworth　scale　　※検査肢位：背臥位（肩伸展・膝屈曲は腹臥位）

　　A．上肢

Rt	部　位	Lt
0・1・1+・2・3・4	手関節　掌屈	4・3・2・1+・1・0
0・1・1+・2・3・4	手関節　背屈	4・3・2・1+・1・0
0・1・1+・2・3・4	肘関節　屈曲	4・3・2・1+・1・0
0・1・1+・2・3・4	肘関節　伸展	4・3・2・1+・1・0
0・1・1+・2・3・4	前腕　回内	4・3・2・1+・1・0
0・1・1+・2・3・4	前腕　回外	4・3・2・1+・1・0
0・1・1+・2・3・4	肩関節　屈曲	4・3・2・1+・1・0
0・1・1+・2・3・4	肩関節　伸展	4・3・2・1+・1・0
0・1・1+・2・3・4	肩関節　外転	4・3・2・1+・1・0
0・1・1+・2・3・4	肩関節　内転	4・3・2・1+・1・0
0・1・1+・2・3・4	肩関節　外旋	4・3・2・1+・1・0
0・1・1+・2・3・4	肩関節　内旋	4・3・2・1+・1・0

　　B．下肢

Rt	部　位	Lt
0・1・1+・2・3・4	股外転(股屈曲)	4・3・2・1+・1・0
0・1・1+・2・3・4	股外転(股伸展・膝屈曲)	4・3・2・1+・1・0
0・1・1+・2・3・4	股外転(股伸展・膝伸展)	4・3・2・1+・1・0
0・1・1+・2・3・4	股関節　内転	4・3・2・1+・1・0
0・1・1+・2・3・4	膝関節　屈曲	4・3・2・1+・1・0
0・1・1+・2・3・4	膝関節　伸展	4・3・2・1+・1・0
0・1・1+・2・3・4	膝伸展（Popliteal 肢位）	4・3・2・1+・1・0
0・1・1+・2・3・4	足背屈(膝屈曲)	4・3・2・1+・1・0
0・1・1+・2・3・4	足背屈(膝伸展)	4・3・2・1+・1・0
0・1・1+・2・3・4	足関節　底屈	4・3・2・1+・1・0

0：筋緊張増加なし.
1：軽度の筋緊張増加あり. 四肢を動かしたときに引っかかる感じと消失感を受ける. もしくは最
　　終可動域で 受けるわずかな抵抗感がある.
1＋：明らかに引っかかる感じがある. もしくは可動域 1/2 以下の範囲で受けるわずかな抵抗感があ
　　る.
2：はっきりとした筋緊張の増加あり. 全可動範囲で受けるが、容易に可動させることは可能.
3：かなりの筋緊張増加あり. 四肢の他動運動が困難.
4：患部が固く屈曲、伸展運動ができない

図 3．評価用紙その 2

表 1．主な評価項目

1. GMFCS
2. MAS
3. 運動麻痺の特徴
   ① 麻痺の重症度
   ② 随意的な分離運動が可能かなどの麻痺の性質
   ③ ジストニア・不随意運動の有無
4. 神経学的所見
5. GMFM
6. Wee-FIM

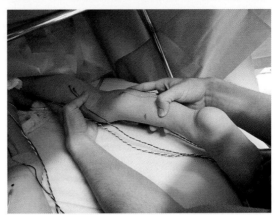

図 4．SDR 術中の PT による触診

SDR の新たな試み

これまで SDR の痙性片麻痺への適応の報告は少なかったが，近年では散見されるようになっている[2][3]．多職種カンファレンスでもリハビリテーションスタッフなどから痙性片麻痺への SDR 適応の要望があり，数例の痙性両麻痺症例で SDR を行う試みを始めている．主に GMFCS レベル Ⅰ・Ⅱの痙直型両麻痺で，前脛骨筋の随意的な分離運動が比較的良好な症例では SDR 術後の前脛骨筋の促通を得やすく，家族満足度も高い印象がある．

SDR のリハビリテーション

ここでは特に理学療法士(PT)・作業療法士(OT)のかかわり方を中心に述べる．

1．多職種・多施設合同カンファレンス[4]

SDR が施行された児は，県外からの紹介を除き全例，術前の前述のカンファレンスで痙縮治療法の検討が行われている．多くの職種の目を通すことで患児にかかわる職種が痙縮治療の意義を確認し，治療のゴールを関係者全員で共有するためである．毎月行われるカンファレンスは，医師ではなく療育施設のコメディカルが主導して開催される(図1)．

図2，3はカンファレンスで使用される評価用紙である．カンファレンス前には担当 PT と OT が，カンファレンス当日は小児整形外科医やリハビリテーション医が実際に診察し評価を行う．

2．手術前

当院において，SDR が施行される患児は全例，術前から療育施設において療育の一環としてリハビリテーションを受けており，SDR 術前に特別な

運動療法が行われることはない．手術前に施行される評価項目(表1)として，GMFCS による移動能力のレベル判定，関節可動域や深部腱反射，運動麻痺の評価，これは一般の脳性麻痺の整形外科的手術において考慮されることが少ないと思われるが極めて重要である．特に個々の下肢筋を随意的に分離して収縮させ，合目的的な運動を起こすことができるかどうかは術後のリハビリテーションのゴール設定から手術の成否に影響する．神経学的所見，MAS(modified Ashworth Scale)による痙縮の評価，GMFM による粗大運動能力の評価，Wee-FIM による日常生活活動(ADL)の評価である．基本的に多職種・多施設合同カンファレンスにおける評価と共通する．

3．手術中

後根の電気刺激に伴う異常な筋収縮の有無を筋電計でモニタリングするのみならず，患児の担当 PT が手術に立ち会い，患肢を実際に触診して後根刺激に伴って生じる異常な筋収縮を確認する作業を行っている(図4)．

これは，筋内に刺入された針が集めることのできる電位変化は針周辺のごく狭い範囲に限られることに対し，PT による触診ではより広い範囲の筋収縮を感じることができるからである．実際，筋電計によるモニタリングと PT による評価が食い違うことはしばしば見受けられるため，術者は双方の結果を考慮して切断の適否を決定する．

4．手術後

術後早期離床のプロトコールは表2を参照．術後にも特別な運動療法はなく術前からのプログラ

表 2. 術後プロトコール

術後日数	リハビリテーション	注意点
1	ポジショニング，疼痛に応じて介入	術後 4 週まで禁忌；横座り
2	ギャッチアップ座位 30°　四肢 ROM 運動，ストレッチング	術後 6 週までの禁忌 ① 他動的な体幹の回旋 ② 30°以上の下肢伸展位での挙上 ③ 90°以上の股関節屈曲 ④ 長座位
3	ギャッチアップ座位 45°　四肢自動介助運動	術後 6 週以降も骨癒合が完成するまでは，抱き上げるとき，体位変換時には脊柱の回旋と後弯に注意する
4	ギャッチアップ座位 60°リクライニング車椅子，斜面台立位，端座位，寝返り(体幹を他動的に捻らない)	
5	四肢自動運動，下肢伸展挙上運動，四つ這い保持運動	
6	平行棒内立位運動	
7 日以降	個々の運動機能に合わせてリハビリテーションを進める	

（文献 5 を改変）

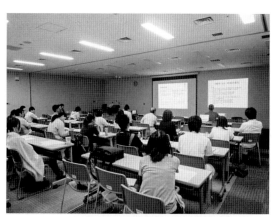

図 5. SDR 術後検討会

ムを継続していくことになる．痙縮が軽減した分，術後のリハビリテーションは容易となるが，運動麻痺により低下した筋力を痙縮で補完している場合は，前述の通り，術後一見麻痺が増悪したように観察され，歩行を含む床上基本動作能力が低下する症例があることに注意する．担当 PT，OT は術前に評価された GMFM に基づき術後達成すべき動作・活動を決定し，リハビリテーションを計画する．手術が行われた病院から元の療育施設へとリハビリテーションが円滑に継続できるような連携が必須である．

5．術後評価と術後検討会

評価項目は術前と同じである．時期は療育施設でのリハビリテーション再開時，術後 3 か月，6 か月，12 か月，18 か月，24 か月，3 年，5 年，7 年，10 年である．10 年以降は 5 年ごとに評価する．

さらに術後 5 年を目途に，術後検討会(**図 5**)を行う．術前と 5 年後の患児の状態をビデオで供覧，一貫して施行している評価と手術中の筋電図モニタリングのデータ，介護者の満足度などを参考に手術の効果に関して関係者全員で討議・検討，今後の痙縮治療戦略の参考としている．

文　献

1) 粟國敦男ほか：脳性麻痺児の痙縮に対する選択的後根切断術．別冊整形外科，**64**：218-222, 2013.
2) Oki A, et al：Selective dorsal rhizotomy in children with spastic hemiparesis. *J Neurosurg Pediatr*, **6**：353-358, 2010.
3) TS Park, et al：Selective dorsal rhizotomy for the treatment of spastic hemiplegic cerebral palsy. *Cureus*, **12**(8)：e9605, DOI 10.7759/cureus. 9605
4) 粟國敦男，金城　健(編)：脳性麻痺運動器マニュアル，pp. 24-28，メディカルビュー社，2020.
5) 與儀清武ほか：脳性麻痺児に対する整形外科的治療と理学療法．PT ジャーナル，**53**：1063-1069, 2019.

特集／痙縮の治療戦略

痙性麻痺の整形外科的治療

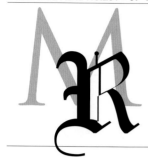

武田真幸*

Abstract　痙性麻痺の特徴として，多関節筋の痙性が高く，単関節筋の筋力が弱い筋力不均衡が挙げられる．姿勢保持に重要な単関節筋を温存し，多関節筋を中心に筋解離術を行う整形外科的選択的痙性コントロール手術(OSSCS)を行うことで，痙性麻痺による運動障害を軽減することが可能である．OSSCS の概要について解説する．

Key words　整形外科的選択的痙性コントロール手術(orthopaedic selective spasticity control surgery；OSSCS)，脳性麻痺(cerebral palsy)，一期的多部位同時手術(single-event multi-level surgery)

はじめに

　痙縮は脳の一次運動ニューロン障害に由来する症状の一つである．脳出血，脳梗塞，脳外傷など原因は多岐にわたり，発症年齢も幅広くみられるが，本稿では脳性麻痺に代表される小児期発症の痙縮治療について解説したい．成人での脳卒中治療も以下の痙縮治療は原則応用可能である．

痙縮に対する整形外科的治療戦略

　痙性麻痺に由来する四肢体幹の障害は麻痺自体による運動障害と麻痺による可動域制限や不適切な筋力不均衡による骨関節の変形に大きく二分される．脳性麻痺などの出生直後よりみられる麻痺の場合は時間の経過とともにその症状は変化することもあり，整形外科手術による初期治療は限定的である．

　痙直型麻痺では，脳障害発症後，痙縮と呼ばれる筋収縮が脊髄反射により亢進した状態が経年的に続くことで関節可動域の制限を生じ，関節拘縮を生じるとされる．脳性麻痺ではさらに成長期に筋力不均衡に由来する骨成長の障害も加わり，骨変形もきたす．近年，この痙縮に対する治療は確立しつつあり，比較的低年齢から痙縮を軽減し運動発達を促すと同時に骨関節の変形を予防すること，経年的な関節可動域制限などに由来する骨関節変形を手術により改善することが可能である．

　原則としては，痙縮の軽減が優先し，痙縮への配慮を伴わない骨関節変形への外科治療は禁忌である．痙縮に対しては，ボバース法などの理学療法，ボツリヌス療法，バクロフェン髄腔内持続投与法(ITB 療法)，選択的後根切断術(SDR)が有効とされ，拘縮に対しては整形外科手術が選択される．ただし，麻痺型に加えて，痙縮と拘縮も混在することが多いため，痙縮治療と拘縮治療は必ずしも独立してなされるわけではないことは注意が必要である．それぞれの治療の適応は他に譲るが，私見では，まずはボツリヌス療法を試した後，効果が乏しい場合や手術の希望がある場合は，筋解離術を行っている．筋の解離後はボツリヌス治療の必要量が少なくできるため，術後の維持としてボツリヌス療法を継続することも可能である．

* Mayuki TAKETA，〒 849-0906　佐賀県佐賀市金立町金立 2215-27　佐賀整肢学園こども発達医療センター整形外科

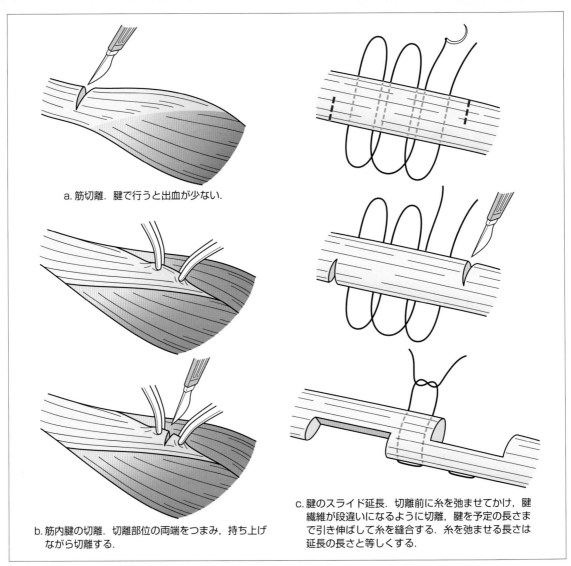

a. 筋切離. 腱で行うと出血が少ない.

b. 筋内腱の切離. 切離部位の両端をつまみ, 持ち上げ
ながら切離する.

c. 腱のスライド延長. 切離前に糸を弛ませてかけ, 腱
繊維が段違いになるように切離, 腱を予定の長さま
で引き伸ばして糸を縫合する. 糸を弛ませる長さは
延長の長さと等しくする.

図 1. 筋解離の基本手技
a：筋切離
b：筋内腱の切離
c：腱のスライド延長

また, 下肢を中心とした高度で広範な痙性麻痺に
ついては, 小児であればまずは筋解離術を行い不
十分であればITBを考慮し, 成人例では最初から
ITBを勧めることが多い. SDRの併用については
経験がなく判断できない. いずれの方法を用いて
も, 痙縮と変形を軽減したうえでの理学療法, 作
業療法が必須であることはいうまでもない.

手術の適応

痙縮と拘縮は混在するが, 脳性麻痺の場合, 痙
縮は出生後緩やかに増強し3〜4歳前後でピーク
に達し, その後やや軽減したのち一定となり, 以
後大きく変化することはないといわれている[1].
痙縮治療としての筋解離術では, 軽度の関節拘縮
も軽減することが可能である. 関節拘縮の程度に
よって, さらに関節包切開を追加し, 変形が高度
な場合や関節脱臼を生じた場合は矯正骨切り術の
併用を検討する. 年齢別には痙縮が主体な幼児期
から7歳前後まではボツリヌス療法, 筋解離術で
対応し, 10歳前後からは矯正骨切り術を併用する
ことが多い. ただし, 股関節脱臼の場合は程度に
合わせて低年齢から矯正骨切り術を併用する必要

表 1. 主な変形と解離を考慮すべき筋

部 位	作 用	解離を考慮する筋
肩	屈曲	上腕二頭筋
	伸展	上腕三頭筋長頭, 大円筋, 広背筋
	外転	三角筋
	内転	大胸筋, 上腕二頭筋短頭, 広背筋
	内旋	大胸筋, 上腕二頭筋短頭, 大円筋, 広背筋
	外旋	上腕二頭筋長頭, 上腕三頭筋長頭
肘	屈曲	上腕二頭筋, 上腕筋, 腕橈骨筋
	伸展	上腕三頭筋
前腕	回内	円回内筋, 橈側手根屈筋, 長掌筋
	回外	上腕二頭筋
手関節	掌屈	橈側手根屈筋, 尺側手根屈筋, 長掌筋, 長指屈筋, 短指屈筋
	尺屈	尺側手根屈筋
股	屈曲	大腰筋, 腸骨筋, 大腿直筋中枢
	伸展	半膜様筋, 半腱様筋, 大腿二頭筋, 大内転筋中枢
	外転	中殿筋
	内転	長内転筋, 大腿薄筋, 半膜様筋, 半腱様筋
	内旋	半膜様筋, 半腱様筋, 大内転筋
	外旋	大腿二頭筋
膝	屈曲	半膜様筋, 半腱様筋, 大腿薄筋, 大腿二頭筋, 腓腹筋中枢
	伸展	大腿直筋, 中間広筋
足	背屈	第三腓骨筋, 前脛骨筋
	底屈	腓腹筋, 後脛骨筋, 長趾屈筋, 長母趾屈筋, 超腓骨筋, 足底筋
	内反	長趾屈筋, 後脛骨筋, 前脛骨筋
	外反	長母趾屈筋, 長腓骨筋, 短腓骨筋, 第三腓骨筋, 長趾伸筋
頚部	屈曲	胸鎖乳突筋
	伸筋	頚最長筋, 頭最長筋, 肩甲挙筋
	回旋	胸鎖乳突筋, 片側の伸筋
体幹	屈曲	腹直筋, 外腹斜筋
	伸展	最長筋, 腸肋筋, 広背筋
	回旋	外腹斜筋, 広背筋

がある.

筆者は筋解離術については Matsuo の提唱する整形外科的選択的痙性コントロール手術 (OSSCS)[2] を採用している. OSSCS は単関節筋は姿勢保持に重要な役割を持ち, 多関節筋は比較的痙性が高く異常肢位への影響が強いとの観察から, 単関節筋を温存しつつ, 多関節筋を中心に伸屈同時解離を原則とする. 部位は頚部から体幹, 上肢から下肢に至る全身に対して適応がある. 解離の実際は術前評価に基づき, 個別に計画する. 術前評価においては, 術者および訓練士との連携が重要である. 近年, 三次元動作解析を用いた術前術後評価も試みられている[3)4)].

手術の実際

施行頻度の高い手術について, 概略を示す. 筋解離は基本手技は特に難しいものではなく, 筋・腱の切離, 筋内腱の切離, 腱のスライド延長の 3 つ (図1) を筋の作用 (表1) と変形を考慮し組み合わせて行う.

1. 上肢手術

1) 肩の内転やレトラクションを呈することが多い. 肩の内転筋である大胸筋, 上腕二頭筋短頭, 烏口上腕筋, 広背筋, 大円筋の解離を行う. レトラクションに対しては広背筋, 上腕三頭筋長頭, 大円筋を解離を行うことが多い.

2) 肘関節では屈筋としては上腕二頭筋腱の延長, 上腕筋の筋内腱切離を, 伸筋に対しては

上腕三頭筋を上腕背側ほぼ真ん中で筋内腱切離を行う．基本時には伸筋，屈筋の両方を解離するが，変形に応じてそれぞれの解離する程度の強弱をつける．

3）前腕では前腕回内に対して円回内筋の解離を行い，手関節掌屈に対しては長掌筋の切離，尺側・橈側手根屈筋，浅・深指屈筋の解離を組み合わせる．場合によっては，手関節固定術も選択される．腱移行術により上肢機能の改善が得られるとの報告[5]があるが，筆者は行っていない．

4）手指の変形は屈曲変形，母指内転変形，swan neck 変形などがみられるが，浅・深指屈筋，骨間筋，母指内転筋などの解離を組み合わせる．

2．下肢手術

1）効率良く歩行するためには下肢全体の一体的なアライメント改善が求められ，2 か所以上の major surgery を一度に行う一期的多部位同時手術が選択されることが多い[6]．内旋かがみ歩行の改善のためには股関節において，屈筋では大腰筋，腸骨筋，大腿直筋を解離し，伸筋ではハムストリング筋（半腱様筋，半膜様筋，大腿二頭筋，大腿薄筋）の中枢での解離を行うが，内転筋は姿勢保持に重要な筋肉であるとの考えから極力温存するが，必要に応じ長内転筋，大内転筋の解離を行う．半腱様筋，半膜様筋，大内転筋は股関節の内旋作用があり，大腿二頭筋は股関節外旋筋であるとの理解から，股関節内外旋の矯正を行う際に解離を検討する．ただし，筋解離術による内旋歩行の矯正には限界があるため，OSSCS のみで矯正が不十分な場合は大腿骨外旋骨切り術を追加する場合がある．筆者の経験上では，筋解離術による内旋の軽減は 15°から 30°程度であり[4]，それ以上の内旋の軽減を得るためには大腿骨近位での回旋骨切り術の追加が必要である．一般的に，OSSCS は 3 歳前後から適応があり，Gross Motor Function Classification System（GMFCS）レベル[7]や股関節脱臼の有無に応じて手術時期を決定する．大腿骨回旋骨切り術は 10 歳前後以降に適応がある[8]．

2）足部変形では，尖足が最も多くみられ，ボツリヌス療法が広く行われるが，ボツリヌス療法で効果が不十分であることも少なくなく，その場合は手術矯正が選択される．手術は学童期で行うことが多いが，尖足が高度な場合は正常な歩行パターンの獲得のために早期に手術を選択することも必要である．尖足矯正での注意点は，アキレス腱延長を過度に行うとかがみ姿勢が増悪するため，股関節，膝関節の屈曲変形を矯正した後に，尖足の評価を改めて行い，二期的に尖足矯正を追加することも少なくない．足部底屈筋である下腿三頭筋の解離は Vulpius 法などの腓腹筋の腱膜切離，アキレス腱延長を組み合わせて行い，足部内反に対しては後脛骨筋，長趾屈筋を解離し，足部外反に対しては長・短腓骨筋，長母趾屈筋，第三腓骨筋の解離を行う．10 歳前後以上で足部変形が著しい場合は中足部矯正骨切り術での矯正を併用する．なお，内反変形に対する前脛骨筋や後脛骨筋の移行術は，形は良くなるものの痙性による疼痛が強くなる場合があり，筆者は採用していない．

3．頚部・体幹

1）アテトーゼ型脳性麻痺の場合は，頭部の不随意運動のため成人期に二次障害としての頚椎症性脊髄症による麻痺の増悪が問題となる．頚椎の不安定性が出現するまでであれば，胸鎖乳突筋，頚最長筋，頭最長筋，肩甲挙筋などの解離を行うことで頚髄症症状の改善が期待できる．ボツリヌス療法でも同様の効果が期待できるが，ボツリヌスを両側の胸鎖乳突筋へ施注した場合，嚥下障害をきたす可能性があり，両側胸鎖乳突筋の緊張軽減が必要な場合は手術治療が適応となる．頚椎の不安定性が生じている場合は，頚部筋解離に加えて

表 2. 症例の筋解離内容

部　位		解離内容
症例1	股（右/左）	SM：cut/cut，ST：FL/FL，BF：FL/FL，Ad Mag：FL/FL，Gra：cut/cut，Ad long：FL/FL，Psoas：cut/cut，RF：15 mmZL/15 mmZL
	膝（右/左）	ST：30SL/30SL
	足（右/左）	Vulpius/Vulpius
症例2	左股	SM：cut，ST：FL，BF：FL，Gra：cut，Ad long：FL，Psoas cut，RF：15 mmZL
	左膝	ST：cut
	左足	FHL：15 mmSL，FDL：25 mmSL，TP：FL，PL：FL，Vulpius，アキレス腱 30 mmSL
症例3	股（右/左）	SM：cut/cut，ST：cut/cut，BF：cut/cut，Ad Mag：−/FL，Gra：cut/cut，Ad long：cut/cut，Psoas：cut/cut，RF：下方移行/下方移行

SM：半膜様，ST：半腱様筋，BF：大腿二頭筋，Gra：大腿薄筋，Ad long：長内転筋，RF：大腿直筋，FHL：長母趾屈筋，FDL：長趾屈筋，TP：後脛骨筋，FL：筋内腱切離，ZL：Z延長，SL：スライド延長

椎体固定術の追加が必要である．
2）体幹の緊張により，後弓反張を生じている場合は，背部で広背筋，最長筋，腸肋筋の解離を行い，側弯が生じている場合はさらに外腹斜筋の解離を行うが，側弯の矯正としては椎体固定術が選択される場合もある．

症例提示（表 2）

1．症例1：痙性両麻痺，GMFCS level 2

両下肢の内旋かがみ肢位歩行の改善を目的に9歳で両下肢 OSSCS 施行した．術後は両大腿から足までギプス固定を2週間行い，床上移動から徐々に歩行訓練へと移行，両短下肢装具歩行で退院した．術前は内旋かがみ歩行を認めた（図2-a）が，術後は歩容が改善し手術後3年現在も維持されている（図2-b）．

2．症例2：左痙性片麻痺，GMFCS level 2

著明な左尖足があり，歩行状態の改善のため15歳で手術を行った．左股関節，膝関節の屈曲も認めた（図3）ため，尖足の矯正に加えて股関節，膝関節の OSSCS も併せて行った．術後4か月で短下肢装具歩行で退院し，術後5か月で装具治療を終了，歩容の改善を得た（図4）．

3．症例3：痙性四肢麻痺，GMFCS level 5

右股関節脱臼，左股関節亜脱臼の治療のため，7歳で右股関節手術を行い，全身状態の回復を待って8歳で左股関節の手術を行った．脱臼が高度（図5）であったため，両股 OSSCS に加えて大腿骨減捻内反骨切り術，臼蓋痙性術を併用してい

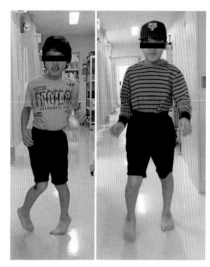

a | b

図 2. 症例1
a：術前：両股の内旋がある．
b：術後3年：内旋歩行は改善している．

る．術後経過は良好である（図6）．

まとめ

痙性麻痺の整形外科治療について，整形外科的選択的痙性コントロール手術（OSSCS）を中心に概説した．ボツリヌス療法，ITB 療法などと組み合わせることで，四肢体幹の変形矯正，運動機能の向上を得ることができる．術前の十分な評価と術後の理学療法，作業療法との連携が必要である．

文　献

1）Hägglund G, Wagner P：Development of spastic-

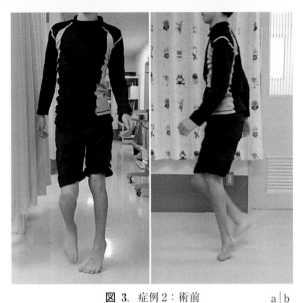

図 3. 症例 2：術前　　　　　　　　　　a｜b
a：正面：左足の尖足と内旋歩行がある.
b：側面：左尖足が強く，股関節，膝関節
　も屈曲している.

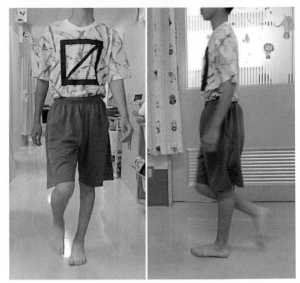

図 4. 症例 2：術後 8 か月　　　　　　a｜b
a：正面：左尖足と内旋歩行は改善している.
b：側面：尖足とかがみ肢位は改善している.

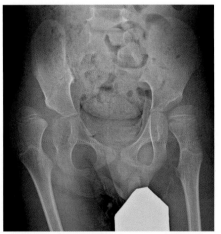

図 5. 症例 3：術前股関節 X 線像
両側の臼蓋形成不全があり右は脱臼,
左は亜脱臼である.

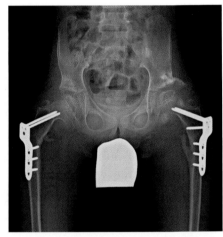

図 6. 症例 3：術後股関節 X 線像
両側とも脱臼は整復されている.

ity with age in a total population of children with cerebral palsy. *BMC Musculoskelet Disord*, **9**：1-9, 2008.
2) Matsuo T：CEREBRALPALSY：Spasticity-Control and Orthopaedics—An introduction to Orthopaedic Selective Spasticity Control Surgery (OSSCS)—. Soufusha, 2002.
　Summary　松尾　隆による，脳性麻痺の整形外科治療の歴史的考察から OSSCS の実際までを詳述．OSSCS を行う場合の必読書.
3) Wren T, et al：Influence of gait analysis on deci-sion-making for lower extremity orthopaedic surgery：Baseline data from a randomized con-trolled trial. *Gait Posture*, **34**(3)：364-369, 2011. 〔http://www.ncbi.nlm.nih.gov/pubmed/21723131〕
4) 武田真幸ほか：股関節内旋歩行に対する股関節筋解離術の限界．日脳性麻痺の外研会誌，**29**：39-41，2019.
5) Van Heest AE, et al：Quantitative and Qualita-tive Functional Evaluation of Upper Extremity Tendon Transfers in Spastic Hemiplegia Caused by Cerebral Palsy. *J Pediatr Orthop*, **28**(6)：679-683, 2008.

6）則竹耕治：歩行改善のための，下肢に対する整形外科的な一期的多部位手術は推奨されるか？日本リハビリテーション医学会（監），脳性麻痺リハビリテーションガイドライン，pp. 172-174，金原出版，2014.
  Summary 日本リハビリテーション医学会監修の脳性麻痺治療ガイドライン．病態の評価，手術治療，家庭生活での問題なども網羅する．

7）Palisano R, et al：Development and reliability of a system to classify gross motor function in children with cerebral palsy. *Dev Med Child Neurol*, 39(4)：214-223, 1997.〔http://onlinelibrary.wiley.com/doi/10.1111/j.1469-8749.1997.tb07414.x/abstract〕
  Summary GMFCS の引用元として頻回に引用されるが，難解．拡張・改訂版の日本語版は藤田保健衛生大学藤田記念七栗研究所のページ〔http://www.fujita-hu.ac.jp/FMIP/Reha_gmfcs.html〕からダウンロードできる．

8）Kim H, et al：Recurrence after femoral derotational osteotomy in cerebral palsy. *J Pediatr Orthop*, 25(6)：739-743, 2005.

Monthly Book
MEDICAL REHABILITATION

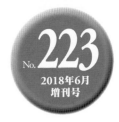

No. **223**
2018年6月
増刊号

好評
増刊号

次の
リハビリテーションに
活きる！
私の脳疾患評価

編集企画／**石合純夫**（札幌医科大学教授）

198頁　定価5,478円（本体4,980円＋税）

専門診療科との対話をスムースにする！を目標に, 脳疾患リハビリテーションに必須の評価法に関する知識をこの一冊でアップデート！

目 次

（株）全日本病院出版会

〒113-0033　東京都文京区本郷3-16-4　　電話(03)5689-5989　　FAX(03)5689-8030

各誌目次がご覧いただけます！
www.zenniti.com

MB Med Reha **No.261**：**75-82**, 2021

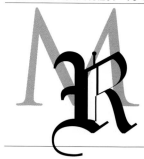

特集／痙縮の治療戦略

痙縮に対する選択的末梢神経縮小術

内山卓也*

Abstract 痙縮は伸張反射の速度依存性の増大を特徴とする上位運動ニューロン症候群の一陽性徴候として定義され，脳卒中，脳性麻痺，頭部外傷および脊髄損傷などの中枢神経障害に伴う錐体路障害に随伴する症状である．痙縮の治療は内服治療，理学療法を基本として行われるが，これらの治療に抵抗性を示す場合，ボツリヌス療法，バクロフェン髄腔内投与，整形外科手術または機能的神経外科治療である選択的末梢神経縮小術や選択的脊髄後根切断術が適応される．その中で痙縮が限局している場合は，ボツリヌス療法や選択的末梢神経縮小術の適応となる．

成人の局所性痙縮に対しては，低侵襲で，外来で施行できるボツリヌス療法が治療の第一選択となる．しかし治療効果は3～4か月程度で，繰り返しの施注が必要となる．一方，選択的末梢神経縮小術は，ボツリヌス療法に比べ侵襲的であるが，単回の手術で痙縮を軽減でき，異常な関節肢位や姿勢を軽減し，残存する随意運動の改善が期待できる．代表的な脛骨神経縮小術や筋皮神経縮小術を中心に解説する．

Key words 痙縮(spasticity)，選択的末梢神経縮小術(selective peripheral neurotomy)，脛骨神経(tibial nerve)，筋皮神経(musculocutaneous nerve)

はじめに

痙縮は伸張反射の速度依存性の増大を特徴とする上位運動ニューロン症候群の一陽性徴候として定義され[1]，脳卒中，脳性麻痺，頭部外傷，脊髄損傷などの中枢神経障害による錐体路障害に観察される．

痙縮の治療は，抗痙縮剤の内服治療，理学療法が基本として行われ，これらの治療に抵抗を示す場合，ボツリヌス療法，バクロフェン髄腔内投与，整形外科手術または神経外科治療である選択的末梢神経縮小術や選択的脊髄後根切断術が提案される．その中で局所的な痙縮の場合は，ボツリヌス療法や選択的末梢神経縮小術が適応となる．

成人の局所性痙縮に対しては，低侵襲で，外来で施行できるボツリヌス療法が治療の第一選択となる．しかし治療効果は3～4か月程度で，繰り返しの施注が必要となる．一方，選択的末梢神経縮小術は，ボツリヌス療法に比べ侵襲的であるが，単回の手術で痙縮を軽減でき，異常な関節肢位や姿勢を軽減し，残存する随意運動の改善が期待できる機能的神経外科治療法である．

選択的末梢神経縮小術の背景

末梢神経縮小術は，1887年にLorenz[2]により股関節内転痙縮に対する閉鎖神経切断術が初めて報告され，1912年にはStoffel[3]が上肢の痙縮に対する正中神経本幹での神経切断において，知覚障害を避けるための手技として，術中の電気刺激を用いた運動神経の同定法を導入した．1979年にGros[4]によって顕微鏡下手術が導入され，選択的に運動神経を縮小する方法が提唱され，1988年に

* Takuya UCHIYAMA，〒589-8511 大阪府大阪狭山市大野東377-2 近畿大学医学部脳神経外科，講師

表 1. 痙縮の局在と関与筋肉と支配神経

	関節	肢位	主要な関与筋肉	支配神経
上肢	肩関節	内転	大胸筋・大円筋	胸筋神経・肩甲下神経
	肘関節	屈曲	上腕二頭筋・上腕筋	筋皮神経
	前腕	回内	円回内筋・方形回内筋	正中神経
	手関節	屈曲	橈側手根屈筋・尺側手根屈筋	正中・尺骨神経
	手指関節	屈曲	浅指屈筋・深指屈筋	正中・尺骨神経
	母指関節	内転	母指内転筋	正中神経
		屈曲	長母指屈筋・短母指屈筋	正中神経

	関節	肢位	主要な関与筋肉	支配神経
下肢	股関節	内転	大内転筋・長内転筋	閉鎖神経
		屈曲	大腿直筋	大腿神経
	膝関節	屈曲	ハムストリング	坐骨神経
	足関節	尖足	内・外側腓腹筋・ヒラメ筋	脛骨神経
		内反	後脛骨筋	脛骨神経
	足趾関節	槌趾	長母趾屈筋・長趾屈筋	脛骨神経

Sindou と Mertens らによって手術手技と有効性を報告した[5]ことで，現在の痙縮に対する選択的末梢神経縮小術が確立された．

選択的末梢神経縮小術の効果機序

選択的末梢神経縮小術は，中枢神経障害による抑制回路の脱抑制により過剰な興奮状態に陥った脊髄反射弓に対して，選択的に運動神経束を縮小することにより，筋緊張の増した筋肉に対して適度な指令が伝わるように神経のバランスを調節する手術である．

手術の生理学的機序として，末梢の運動神経束は単に脊髄前角細胞からの遠心性線維であるα運動線維のみを含んでいるのではなく，筋紡錘に分布するγ運動線維，筋紡錘や腱紡錘からの求心性線維である有髄のIaおよびIb線維も含んでおり，末梢神経縮小術で得られる効果は，反射弓の遠心路とともに求心路も縮小し，末梢性脊髄反射弓の亢進を抑制していると考えられる[6)~8)]．この点が神経筋接合部における運動神経終末のみに作用するボツリヌス療法とは異なっている．末梢神経の縮小率であるが，運動線維束を3/4から4/5程度に縮小することにより痙縮の改善が期待できる．このとき，運動神経の縮小による筋力低下が懸念されるが，1/4〜1/5程度の運動神経線維を残

せば，残存する筋本来の運動機能は保つことができる．

選択的末梢神経縮小術の種類と適応

選択的末梢神経縮小術は，局所の痙縮に対して適応される．痙縮の部位，主たる責任筋とその神経支配を示す（表1）．表1に示すように様々な部位での手術が可能である．

術前神経ブロックテスト

一時的な局所麻酔薬による神経ブロックテストは，手足の異常肢位が痙縮のみによるのか，それとも筋短縮や関節拘縮などの整形外科的合併症も関連しているかを術前に判断するのに重要な検査と考えている．さらに痙縮を軽減することにより，伸筋である拮抗筋の残存運動機能を評価することもできる．神経ブロックは，神経縮小術の目標としている神経幹の近くに0.25%ブピバカインを約3ml程度使用する．ボツリヌス療法時にも使用する電気刺激を行いながら薬液を注入できる注射針を使用すれば，罹患筋肉の収縮を観察でき，またエコーを使用することにより解剖学的画像を観察利用でき，神経ブロックを容易に施行できる．

神経ブロックテストにより，痙縮の減弱が認め

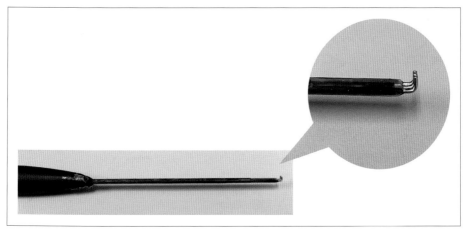

図 1. L字型神経刺激器

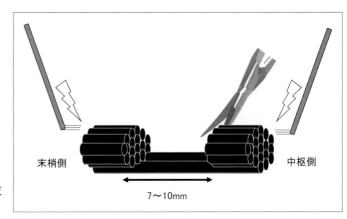

図 2.
選択的末梢神経縮小術　手術手技

末梢側　　中枢側

7〜10mm

られれば，上肢や下肢の異常肢位の改善，残存する運動機能の確認ができ，日常生活活動（セルフケア，着替え，食事および歩行）の改善を術前に評価できる．神経ブロックテストによっても関節運動が軽度もしくは改善しない場合は，筋または腱の短縮による拘縮の存在が考えられ，腱の延長術などの整形外科手術も考慮しておく．

手術手技

1．手術準備

手術は全身麻酔で行い，術中神経刺激による筋電図のモニタリングを行うために麻酔には導入時以外筋弛緩薬は使用しない．手術部位だけでなく，目的とする痙縮部位をすべて術野に出し，術中に筋緊張，足クローヌスなどが観察できるようにする．電気刺激は単極もしくは双極刺激でも良いが，我々は容易に神経束を持ち上げながら刺激ができる先端がL字状の刺激電極を作成し用いている（**図1**）．電気刺激装置は刺激幅 0.2 msec，周波数 1〜5 Hz，出力 0〜5 mA 程度の出力が得られるものを使用する．

2．手術手技

皮膚切開から顕微鏡下に手術を進める．末梢神経幹は感覚神経束と運動神経束に分かれるために，神経幹の薄い周膜を切開し，血管吻合用の摂子と剪刀で神経線維の束を分け，電気刺激で筋活動がみられるものが運動神経束で，筋活動の認められない神経束は感覚神経束である．神経刺激強度は周辺神経への波及を避ける目的で 1 mA 以下の最小刺激で行う．神経線維を分離し，色違いの血管テープ（シリコン）で分けておくと神経を見失うことはなく，運動神経束全体を約 1/4〜1/5 の太さになるように神経の縮小・切断を行う．この部位の遠位と近位とを電気刺激して，遠位部で最大収縮がみられる強度で，近位部で 1/4〜1/5 筋電位になるのを確認する（**図2**）．また神経縮小時には，筋緊張の低下や足クローヌスの低下を実際の関節運動を行ってみて確認する．なお，神経切断は神

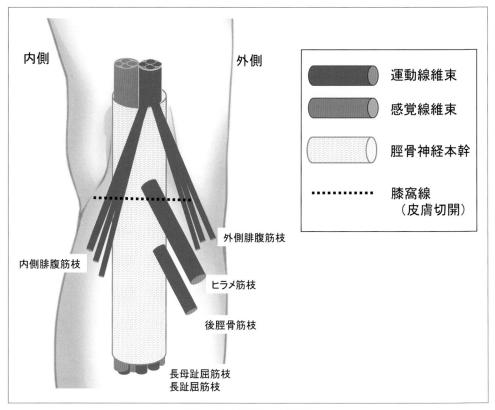

図 3. 脛骨神経の分枝図

経の長軸方向に約7〜10 mm 程度にわたり切除
し，断端部は神経の再生や神経腫の発生を防ぐ目
的で，バイポーラで焼灼しておく．

　また，Maarrawi らは，痙縮の重症度である
Ashworth Scale Score(1〜5)による術前の評価で
軽度の2点では縮小率を50%，中等度の3点では
65%，重症の4〜5点で80%を目安に縮小術の計
画を立てている[9]．

代表的な選択的末梢神経縮小術

1．足関節尖足・内反痙縮に対する選択的脛骨神経縮小術

　足関節痙縮における尖足と足クローヌスは，ヒ
ラメ筋と内外側の腓腹筋が関与する．もしこれら
の症状が膝関節を屈曲した場合に軽減するようで
あれば，腓腹筋の痙縮への関与が大きいと考えら
れる．この現象は腓腹筋の起始停止が膝関節と足
関節をまたぐ2関節筋であり，膝関節屈曲にて腓
腹筋の筋緊張が低下することによる(Silfverskiold
Test)．ヒラメ筋は起始停止が足関節のみの1関

節筋であるためこのような影響は受けない[10)〜12)]．
したがって膝屈曲で痙縮や足クローヌスが低下し
ない場合は，ヒラメ筋を中心に縮小する計画を立
てることができる．また内反は基本的に後脛骨筋
が関与している．

　手術は，腹臥位で膝を軽度に屈曲した状態とす
る．皮膚切開には，様々な切開法があるが，膝窩
部で膝窩線に沿って3〜5 cm の横切開で十分な術
野が得られるためこの皮膚切開を用いている．膝
窩筋膜の奥には感覚神経である腓腹神経が走行し
ているので損傷しないように注意する．脂肪層を
剥離していくと脛骨神経本幹とそこから分枝する
ヒラメ筋枝，内外側の腓腹筋神経を認める．脛骨
神経とその分枝の立体的配置は図3のようになっ
ており，脛骨神経本幹では運動神経は外側に，感
覚神経は内側に位置しているために，本幹は神経
周囲膜に糸をかけ内側に向け固定すると運動神経
束を露出しやすい．足関節の内反を司どる後脛骨
神経も外背側に神経束として存在する．

　これらヒラメ筋枝，内外側腓腹筋枝，後脛骨神

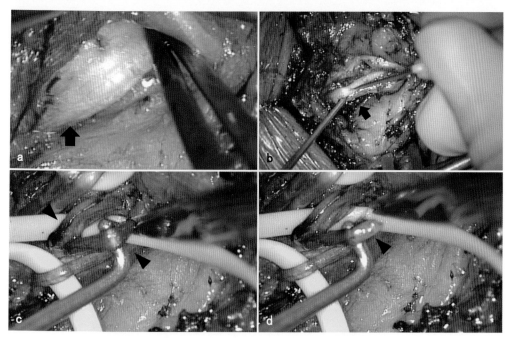

図 4. 顕微鏡下選択的脛骨神経縮小術（術中顕微鏡画像）
a：脛骨神経本幹（矢印）
b：ヒラメ筋枝（矢印）の縮小：神経線維に沿って剪刀で分離切開
c：後脛骨筋枝（矢頭）の分離
d：後脛骨筋枝（矢頭）の縮小・切断

経を症状に応じて，顕微鏡下に縮小する．足趾屈曲を認める場合は，更に末梢に術野を移動し，脛骨神経本幹の神経周膜を切開する．脛骨神経幹末梢部分では運動神経束と感覚神経束が混在しているので，慎重に電気刺激を用いて運動神経束を分離し縮小する（図 4）.

術後は翌日から歩行や加重を行っても問題なく[13)14)]，術後は静脈血栓予防で弾性ストッキング着用と 1 週間程度，抗凝固剤の内服を行う．術後のリハビリテーションは筋拘縮，腱短縮などをきたさぬよう継続することが重要である．

脳血管障害後や痙直型脳性麻痺例の尖足，内反，足クローヌスは歩行障害や日常生活動作の主な障害となる．これらの症状に対する選択的脛骨神経縮小術は，痙縮の改善や歩行速度および足関節可動域の改善をきたし，長期間にわたり痙縮をコントロールすることができる[5)10)15)]（図 5，6）.

現在，低侵襲であるボツリヌス療法が国内で導入され，同等の効果が得られるために，最近は本手術が行われる機会は少なくなっている．しかし，ボツリヌスによる治療費用は高価であり，3〜4 か月毎に施注することとなるので，単回の治療で完結できる利点を考慮すると，足関節内反尖足に対する脛骨神経縮小術は，成人例で適応して良いと考える．ただし小児例では，成人例に比べ神経の再生機構が強く，術後再発の危険性が高いため[13)16)]，我々は行っていない．

2．肘関節屈曲痙縮に対する選択的筋皮神経縮小術

肘関節屈曲痙縮は，90°以上屈曲していると着衣行為を含む機能的な運動が困難となるために，治療の必要性が生じてくる．肘関節屈曲に関与する筋肉は上腕二頭筋，上腕筋および腕橈骨筋である．筋皮神経支配は，上腕二頭筋と上腕筋で，筋皮神経縮小術はこの 2 つの筋肉に対して行う．腕橈骨筋は橈骨神経支配でこの手術の術野からは同時にできない．しかし，腕橈骨筋を温存することで，過度な肘関節の伸展を防ぐ利点もある．

手術は仰臥位で，上肢をやや外転位をとる．皮膚切開は，大胸筋の下縁から上腕二頭筋の内下側を 4〜5 cm 上腕二頭筋に沿って平行に設ける．

次に，表在筋膜を切開し，上腕二頭筋を外側に

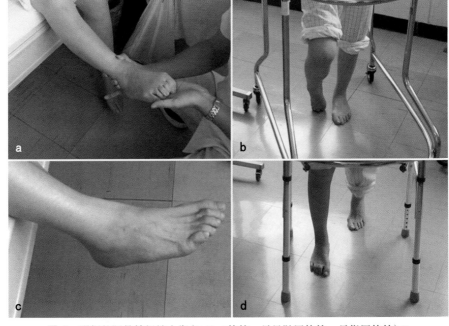

図 5. 選択的脛骨神経縮小術（ヒラメ筋枝・長母趾屈筋枝・長指屈筋枝）の
術前術後の症状の変化
　　　　a：術前：足趾屈曲痙縮
　　　　b：術前：尖足痙縮
　　　　c，d：術後

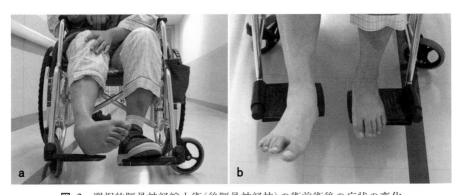

図 6. 選択的脛骨神経縮小術（後脛骨神経枝）の術前術後の症状の変化
　　　　a：術前：足関節内反痙縮
　　　　b：術後

烏口腕筋を内側に剝離を進めると筋皮神経が上腕
筋の表面を走行している．ここで神経刺激を用い
て，上腕二頭筋枝と上腕筋枝の運動枝を分離，運
動神経束全体を約 1/4〜1/5 の太さになるように
神経の縮小・切断を行う（**図 7**）．

　その他上肢痙縮に対する，胸筋神経縮小術，肩
甲下神経縮小術，正中・尺骨神経縮小術も十分適
応されるが，現時点では，上肢の痙縮に対する末

梢神経縮小術は，肘関節屈曲痙縮に対する筋皮神
経縮小術が手術侵襲も少なく機能的 ADL が改善
されるので推奨するが，痙縮部位が前腕から末梢
にいくにしたがって，手術により機能的改善をき
たすのが困難で美容的や衛生的な改善目的が中心
となるために，侵襲性を考えるとボツリヌス療法
が第一選択になると考えている．

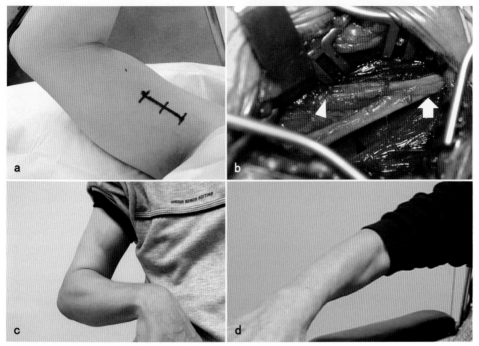

図 7. 顕微鏡下選択的筋皮神経縮小術
　a：皮膚切開線
　b：術中顕微鏡画像
　　　筋皮神経（白矢印）
　　　上腕二頭筋枝（白矢頭）
　　　上腕筋枝（黒矢頭）
　c：術前：肘関節屈曲痙縮
　d：術後

最後に

　選択的末梢神経縮小術について述べてきたが，手術適応はボツリヌス療法と同じなため，侵襲性を考慮するとボツリヌス療法が第一選択になることに異論はない．しかし，ボツリヌス療法においても，治療費用，3～4か月毎の施注の繰り返し，大きな筋肉や多くの筋肉に施注する場合，総投与量の制限も生じる．また，広範囲の痙縮に対してはITB療法が非常に有効であるが，末梢部分の痙縮にやや効果が低い報告もあり，ボツリヌス療法を併用されることもある．このような場合には，1回の手術で効果を得ることができる選択的末梢神経縮小術を適応すれば，このような問題を解決できる可能性が出てくる．この手術は決して古い手術ではなく，機能的に考えられた優れた手術手法であり，埋もれてしまってはいけない，後世に伝えていくべき手術手技であると考えている．

文　献

1) Lance JW：Symposium synopsis. In：Feldman RG, et al, editors, Spasticity：disordered motor control, pp. 485-494, Year Book Medical Publishers, 1980.
2) Lorenz F：Uber chirurgische Behandlung der angeborenen spastischen Gliedstare. *Wien Klin Rdsch*, **21**：25-27, 1887.
3) Stoffel A：The treatment of spastic contractures. *Am J Orthop Surg*, **10**：611-644, 1912.
4) Gros C：Spasticity-clinical classification and surgical treatment. *Adv Tech Stand Neurosurg*, **6**：55-97, 1979.
5) Sindou M, et al：Selective neurotomy of the tibial nerve for treatment of spastic foot. *Neurosurgery*, **23**：738-744, 1988.
　Summary　下肢尖足・内反痙縮に対する選択的脛骨神経縮小術の適応，手術手技について最初にまとめられた報告であり必読の文献．
6) Berard C, et al：Selective neurotomy of the tibial nerve in the spastic hemiplegic child：an expla-

nation of the recurrence. *J Pediatr Orthop B*, **7**：66-70, 1998.

7）Caillet F, et al：The development of gait in the hemiplegic patient after selective tibial neurotomy. *Neurochirurgie*, **44**：183-191, 1998.

8）Feve A, et al：Physiological effects of selective tibial neurotomy on lower limb spasticity. *J Neurol Neurosurg Psychiatry*, **63**：575-578, 1997.

9）Maarrawi J, et al：Long-term functional results of selective peripheral neurotomy for the treatment of spastic upper limb：prospective study in 31 patients. *J Neurosurg*, **104**：215-225, 2006.
Summary 様々な上肢痙縮に対する選択的末梢神経縮小術の適応，手術手技についてまとめられた報告であり貴重な文献．

10）Decq P, et al：Soleus neurotomy for treatment of the spastic equinus foot. *Neurosurgery*, **47**：1154-1160, 2000.
Summary 下肢尖足痙縮に対する選択的脛骨神経ヒラメ筋枝縮小術の効果，手術手技，手術効果が関節運動学的にどのような変化をきたすかを詳細にまとめた報告である．

11）Sindou M, et al：Microsurgical ablative procedures in the peripheral nerves and dorsal root entry zone for relief of focal spasticity in the limbs. *Stereotact Funct Neurosurg*, **54**(55)：140-146, 1990.

12）Sindou M, et al：Selective peripheral denrvation for the treatment of spasticity. ed by Sindou M, et al, editors, Neurosurgery for Spasticity, Springer-Verlag, pp. 120-132, 1991.

13）Deltombe T, et al：Selective fasicular neurotomy for spastic equinovarus foot deformity in cerebral palsy children. *Acta Orthop Belg*, **67**：1-5, 2001.

14）Masddi AK, et al：Mi- crosurgical selective peripheral neurotomy in the treatment of spasticity in cerebral-palsy children. *Stereotact Funct Neurosurg*, **69**：251-258, 1997.

15）Buffenoir K, et al：Spastic equinus foot：multicenter study of the long-term results of tibial neurotomy. *Neurosurgery*, **55**(5)：1130-1137, 2004.

16）Berard C, et al：Selective neurotomy of the tibial nerve in the spastic hemiplegic child：an explanation of the recurrence. *J Pediatr Orthop B*, **7**(1)：66-70, 1998.

足爪治療マスターBOOK

新刊

編集		
	高山かおる	埼玉県済生会川口総合病院皮膚科 主任部長
	齋藤　昌孝	慶應義塾大学医学部皮膚科 専任講師
	山口　健一	爪と皮膚の診療所 形成外科・皮膚科 院長

2020年12月発行　B5判　オールカラー
232頁　定価6,600円（本体6,000円＋税）

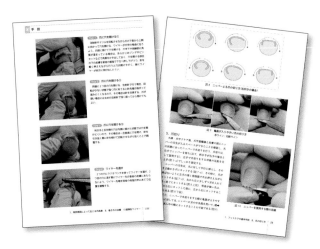

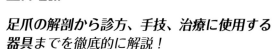

足爪の解剖から診方、手技、治療に使用する器具までを徹底的に解説！

種類の多い巻き爪・陥入爪治療の手技は、巻き爪：8手技、陥入爪：7手技を Step by Step のコマ送り形式で詳細に解説しました。

3名の編者が語り尽くした足爪座談会と、「肥厚爪の削り方」の手技の解説動画も収録！

初学者・熟練者問わず、医師、看護師、介護職、セラピスト、ネイリストなど、フットケアにかかわるすべての方に役立つ1冊です！

全日本病院出版会
〒113-0033 東京都文京区本郷3-16-4　Tel：03-5689-5989
www.zenniti.com　Fax：03-5689-8030

第 23 回日本褥瘡学会学術集会

日　　　時：2021 年 9 月 10 日(金)～11 日(土)

会　　　長：安部　正敏(医療法人社団廣仁会 札幌皮膚科クリニック)

開催形式：WEB 開催　※ライブ配信(一部のセッション)＋後日オンデマンド配信あり

テ ー マ：褥瘡を学ぶ新しいかたち ～仮想空間のふれあいが未来をひらく～

問い合わせ：第 23 回日本褥瘡学会学術集会　運営事務局

　　　　　　株式会社春恒社　コンベンション事業部

　　　　　　〒 169-0072　東京都新宿区大久保 2-4-12

　　　　　　新宿ラムダックスビル

　　　　　　TEL：03-3204-0401　FAX：03-5291-2176

　　　　　　E-mail：jspu23@c.shunkosha.com

詳細はホームページをご覧ください。

https://www.jspu23.jp/

第 42 回臨床歩行分析研究会定例会

会　　　期：2021 年 9 月 12 日(日)

会　　　場：オンライン開催

テ ー マ：臨床歩行分析の可能性

大 会 長：大塚 圭(藤田医科大学 保健衛生学部 リハビリテーション学科)

Ｕ Ｒ Ｌ：https://www.fujita-hu.ac.jp/～42gait_analysis/42gait_analysis/

プログラム

　　大会長講演：「臨床歩行分析の可能性」

　　特別講演：名倉武雄 先生(慶應義塾大学)

　　　　　　　「歩行解析による運動器疾患の評価―変形性膝関節症を中心に」

　　ランチョンセミナー：中島一誠 先生(トヨタ自動車)

　　　　　　　　　　　　「リハビリテーション支援ロボットの最新歩行分析技術」(仮題)

一般演題募集期間：2021 年 3 月 15 日～5 月 31 日

事前参加登録期間：2021 年 4 月 1 日～8 月 31 日

事務局：

　　藤田医科大学保健衛生学部リハビリテーション学科内

　　〒 470-1192　愛知県豊明市沓掛町田楽ヶ窪 1-98

　　谷川広樹

　　E-Mail　42gait_analysis@fujita-hu.ac.jp

第 46 回日本足の外科学会学術集会

会　期：2021 年 11 月 11 日（木）〜11 月 12 日（金）
学会長：熊井　司（早稲田大学スポーツ科学学術院教授）
会　場：早稲田大学　早稲田キャンパス　大隈記念講堂
　　　　　〒169-8050 新宿区西早稲田 1-6-1
　　　　　リーガロイヤルホテル東京
　　　　　〒169-8613 東京都新宿区戸塚町 1-104-19
テーマ：足の学び舎—足を診る，考える，そして知る
同時開催：第 1 回足の運動機能を語る会　11 月 12 日（金）
　於：大隈記念講堂小講堂
　（近年の高まるニーズのもと，足の理学療法，機能療
　法など運動器についての基礎及び臨床研究の場とし
　て，理学療法士，アスレチックトレーナーなどの有資
　格者セラピストによる会員制研究会の発足を目指し，
　足の外科医との交流・情報共有を試みる会）
学会ホームページ：https://www.jssf2021.jp/
　　　　　　　　　（3 月下旬公開予定）
演題募集期間：5 月中旬〜6 月 25 日（予定）
主催事務局：早稲田大学スポーツ科学学術院
　　　　　　　熊井研究室
　〒359-1192　所沢市三ケ島 2-579-15
運営事務局：（社）会議支援センター内
　〒104-0041 東京都中央区新富 1-8-6 SS ビル 3 階
　TEL：03-6222-9871　FAX：03-6222-9875
　E-mail：a-csc@a-csc.org

FAXによる注文・住所変更届け

改定：2015年1月

　毎度ご購読いただきましてありがとうございます．
　読者の皆様方に小社の本をより確実にお届けさせていただくために，FAXでのご注文・住所変更届けを受けつけております．この機会に是非ご利用ください．

◎ご利用方法
　FAX専用注文書・住所変更届けは，そのまま切り離してFAX用紙としてご利用ください．また，注文の場合手続き終了後，ご購入商品と郵便振替用紙を同封してお送りいたします．**代金が5,000円をこえる場合，代金引換便とさせて頂きます．**その他，申し込み・変更届けの方法は電話，郵便はがきも同様です．

◎代金引換について
　本の代金が5,000円をこえる場合，代金引換とさせて頂きます．配達員が商品をお届けした際に，現金またはクレジットカード・デビットカードにて代金を配達員にお支払い下さい(本の代金＋消費税＋送料)．(※年間定期購読と同時に5,000円をこえるご注文を頂いた場合は代金引換とはなりません．郵便振替用紙を同封して発送いたします．代金後払いという形になります．送料は定期購読を含むご注文の場合は頂きません)

◎年間定期購読のお申し込みについて
　年間定期購読は，1年分を前金で頂いておりますため，代金引換とはなりません．郵便振替用紙を本と同封または別送いたします．送料無料，また何月号からでもお申込み頂けます．
　毎年末，次年度定期購読のご案内をお送りいたしますので，定期購読更新のお手間が非常に少なく済みます．

◎住所変更届けについて
　年間購読をお申し込みされております方は，その期間中お届け先が変更します際，必ずご連絡下さいますようよろしくお願い致します．

◎取消，変更について
　取消，変更につきましては，お早めにFAX，お電話でお知らせ下さい．
　返品は，原則として受けつけておりませんが，返品の場合の郵送料はお客様負担とさせていただきます．その際は必ず小社へご連絡ください．

◎ご送本について
　ご送本につきましては，ご注文がありましてから約1週間前後とみていただきたいと思います．お急ぎの方は，ご注文の際にその旨をご記入ください．至急送らせていただきます．2〜3日でお手元に届くように手配いたします．

◎個人情報の利用目的
　お客様から収集させていただいた個人情報，ご注文情報は本サービスを提供する目的(本の発送，ご注文内容の確認，問い合わせに対しての回答等)以外には利用することはございません．

　その他，ご不明な点は小社までご連絡ください．

株式会社　全日本病院出版会　〒113-0033 東京都文京区本郷 3-16-4-7F　電話 03(5689)5989　FAX03(5689)8030　郵便振替口座 00160-9-58753

FAX 専用注文書

ご購入される書籍・雑誌名に○印と冊数をご記入ください

5,000 円以上代金引換

○	書　籍　名	定価	冊数
	明日の足診療シリーズ I 足の変性疾患・後天性変形の診かた　**新刊**	￥9,350	
	運動器臨床解剖学―チーム秋田の「メゾ解剖学」基本講座―	￥5,940	
	ストレスチェック時代の睡眠・生活リズム改善実践マニュアル	￥3,630	
	超実践！がん患者に必要な口腔ケア	￥4,290	
	足関節ねんざ症候群―足くびのねんざを正しく理解する書―	￥5,500	
	読めばわかる！臨床不眠治療―睡眠専門医が伝授する不眠の知識―	￥3,300	
	骨折治療基本手技アトラス―押さえておきたい 10 のプロジェクト―	￥16,500	
	足育学　外来でみるフットケア・フットヘルスウェア	￥7,700	
	四季を楽しむビジュアル嚥下食レシピ	￥3,960	
	病院と在宅をつなぐ 脳神経内科の摂食嚥下障害―病態理解と専門職の視点―	￥4,950	
	カラーアトラス　爪の診療実践ガイド	￥7,920	
	睡眠からみた認知症診療ハンドブック―早期診断と多角的治療アプローチ―	￥3,850	
	肘実践講座　よくわかる野球肘　肘の内側部障害―病態と対応―	￥9,350	
	医療・看護・介護で役立つ嚥下治療エッセンスノート	￥3,630	
	こどものスポーツ外来―親もナットク！このケア・この説明―	￥7,040	
	野球ヒジ診療ハンドブック―肘の診断から治療，検診まで―	￥3,960	
	見逃さない！骨・軟部腫瘍外科画像アトラス	￥6,600	
	パフォーマンス UP！　運動連鎖から考える投球障害	￥4,290	
	医療・看護・介護のための睡眠検定ハンドブック	￥3,300	
	肘実践講座　よくわかる野球肘　離断性骨軟骨炎	￥8,250	
	これでわかる！スポーツ損傷超音波診断 肩・肘＋α	￥5,060	
	達人が教える外傷骨折治療	￥8,800	
	ここが聞きたい！スポーツ診療 Q & A	￥6,050	
	見開きナットク！フットケア実践 Q & A	￥6,050	
	高次脳機能を鍛える	￥3,080	
	最新　義肢装具ハンドブック	￥7,700	
	訪問で行う 摂食・嚥下リハビリテーションのチームアプローチ	￥4,180	

バックナンバー申込（※ 特集タイトルはバックナンバー 一覧をご参照ください）

❀メディカルリハビリテーション(No)

No_____　　No_____　　No_____　　No_____　　No_____

No_____　　No_____　　No_____　　No_____　　No_____

❀オルソペディクス(Vol/No)

Vol/No_____　Vol/No_____　Vol/No_____　Vol/No_____　Vol/No_____

年間定期購読申込

❀メディカルリハビリテーション	No.		から
❀オルソペディクス	Vol.	No.	から

TEL：　　（　　　　）　　　　　　　FAX：　　（　　　　）

ご 住 所	〒		
フリガナ			診療科目
お 名 前		要捺印	

FAX 03-5689-8030 全日本病院出版会行

年　　月　　日

住 所 変 更 届 け

お 名 前	フリガナ	
お客様番号		毎回お送りしています封筒のお名前の右上に印字されております8ケタの番号をご記入下さい。
新お届け先	〒　　　　　都 道府 県	
新電話番号	（　　　　　）	
変更日付	年　　月　　日より	月号より
旧お届け先	〒	

※ 年間購読を注文されております雑誌・書籍名に✓を付けて下さい。
- ☐ Monthly Book Orthopaedics（月刊誌）
- ☐ Monthly Book Derma.（月刊誌）
- ☐ 整形外科最小侵襲手術ジャーナル（季刊誌）
- ☐ Monthly Book Medical Rehabilitation（月刊誌）
- ☐ Monthly Book ENTONI（月刊誌）
- ☐ PEPARS（月刊誌）
- ☐ Monthly Book OCULISTA（月刊誌）

FAX 03-5689-8030

全日本病院出版会行

2021年　年間購読のご案内
年間購読料　40,150円（消費税込）
年間 13 冊発行
（通常号 11 冊・増大号 1 冊・増刊号 1 冊）
送料無料でお届けいたします！

各号の詳細は弊社ホームページでご覧いただけます.
☞ www.zenniti.com/

※各号定価 2,750 円（本体 2,500 円＋税）（増刊・増大号を除く）

編集主幹：宮野佐年　医療法人財団健貢会総合東京病院	No.261　編集企画：
リハビリテーション科センター長	柴田　徹　兵庫県立障害児者リハビリテーション
水間正澄　医療法人社団輝生会理事長	センターセンター長
昭和大学名誉教授	

Monthly Book Medical Rehabilitation　No.261

2021 年 5 月 15 日発行　（毎月 1 回 15 日発行）
定価は表紙に表示してあります．

Printed in Japan

発行者　末　定　広　光
発行所　株式会社　全日本病院出版会
〒 113-0033 東京都文京区本郷 3 丁目 16 番 4 号 7 階
電話（03）5689-5989　Fax（03）5689-8030
郵便振替口座 00160-9-58753

印刷・製本　三報社印刷株式会社　　電話（03）3637-0005
広告取扱店　㈲日本医学広告社　　電話（03）5226-2791

© ZEN・NIHONBYOIN・SHUPPANKAI, 2021